冠心病
科学调养宜与忌

GUANXINBING
KEXUETIAOYANG YIYUJI

主　编　雷正权

编　者　高　桃　李文瑶　王晶晶
　　　　张晶晶　黄伟智　郑佩峰
　　　　李伟伟　辛　婕　陶晓雯

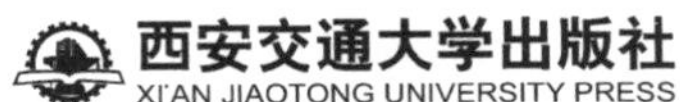

图书在版编目(CIP)数据

冠心病科学调养宜与忌 / 雷正权主编. —西安:西安交通大学出版社,2016.5
(问博士送健康系列丛书)
ISBN 978-7-5605-8539-0

Ⅰ. ①冠… Ⅱ. ①雷… Ⅲ. ①冠心病-防治 Ⅳ. ①R541.4

中国版本图书馆 CIP 数据核字(2016)第 111703 号

书　　名	冠心病科学调养宜与忌
主　　编	雷正权
责任编辑	宋伟丽
出版发行	西安交通大学出版社 (西安市兴庆南路 10 号　邮政编码 710049)
网　　址	http://www.xjtupress.com
电　　话	(029)82668357　82667874(发行中心) (029)82668315(总编办)
传　　真	(029)82668280
印　　刷	陕西时代支点印务有限公司
开　　本	787mm×1092mm 1/32　**印张** 5.75　**字数** 100 千字
版次印次	2016 年 7 月第 1 版　2016 年 7 月第 1 次印刷
书　　号	ISBN 978-7-5605-8539-0/R·1217
定　　价	15.00 元

读者购书、书店添货、如发现印装质量问题,请与本社发行中心联系、调换。
订购热线:(029)82665248　(029)82665249
投稿热线:(029)82668803　(029)82668804
读者信箱:med_xjup@163.com

自序

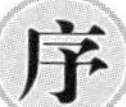

三十多年以前，我刚参加工作不久，就遇到了一位极度虚弱、全身发凉、奄奄一息的患者，可没想到我的老师竟用一碗人参汤使这位濒于死亡的人起死回生。初入医门的我心中着实欢喜了好长时间。但是药物是不能随便使用的！即使补益类药物也不例外。有这样一个病例：一位高血压病患者，平时血压就高，在一次过量饮用自制的人参酒后，不仅鼻出血不止，而且引发了脑出血。

药物可“治病”，也可“致病”。日常吃的食物也有同样的问题。如猪肝是一种很好的补益类食物，孕妇适量食用，有益健康，但如果过量食用，则有可能引起维生素A中毒，轻则影响妇婴健康，重则可致胎儿唇裂及器官缺陷。关于食物“治病”“致病”的同类事例还有许多。可见，好的食物用在适宜的时候，对人的健康能起到意想不到的作用，而再好的东西用得不合时宜，也可能就是毒药！

随着时间的推移，我愈发感觉到编写一套适合不同人群与各种疾病宜忌小丛书的必要性。于是在工作之余，我留心观察，广泛收集资料，希望尽快把自己的所知与体会传播给热爱生活、急需恢复健康的人们。在此基础上，我对图书市场上相关的图书也做了系统调研，最终为这套丛书确定了四个准则：一是通俗，二是易懂，三是实用，四是价廉，使这套小丛书成为名副其实的“大众健康小百科”。套用前人的名言，就是“山不在高，有仙则灵，书不在深，有用则行”。丛书初稿完成后，又经相关专家进行审订，几经批删，终于可与广大读者见面，心中不禁颇感欣慰。

没有悉心呵护，哪来健康和幸福？没有宜忌的约束，哪里会有生命生机的重现？这套书综合特定人群及其家人对健康知识的基本需求，包括了常见疾病的饮食、起居、运动、娱乐、自疗、就医等各个方面的宜忌，以及不同人群在心理、日常生活方面的康复宜忌等，分别成册，自成一体。衷心期盼通过书中健康宜忌的讲述，能够引导广大读者遵循生命规律，提高生活质量，有疾者尽快恢复，无疾者健康快乐！

作　者

2016-4-30 于古城西安

目录
contents

第一篇

冠心病的基本常识

第二篇

冠心病患者饮食宜忌

第三篇

冠心病患者营养素补充宜忌

第四篇

冠心病患者运动宜忌

第五篇

冠心病患者起居宜忌

第六篇

冠心病患者心理调护宜忌

第七篇

冠心病患者就医自疗宜忌

本书所列的食物民间验方、药物使用方法，不能代替医生诊治。

第一篇

冠心病的基本常识

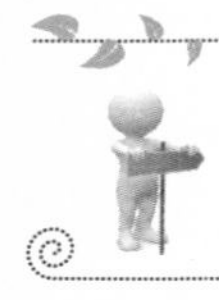

冠心病是一种什么病

随着社会环境的变迁，冠心病已与许多人成了“朋友”。但是要问冠心病究竟是怎么回事，许多人未必能说得清。实际上，冠心病是冠状动脉粥样硬化性心脏病的简称，冠状动脉是指供应心脏的动脉之谓称。这是一种由于冠状动脉固定性（动脉粥样硬化）或动力性（血管痉挛）狭窄或阻塞，发生冠状动脉循环障碍，引起心肌氧供需之间失衡而导致心肌缺血缺氧或坏死的一种心脏病。因此，冠心病又称缺血性心脏病。而之所以将其称为粥样，是因为16世纪，一位古埃及医学专家在自己的父亲病逝以后，大胆地做了一次尸体解剖研究，他发现在自己父亲的动脉血管壁

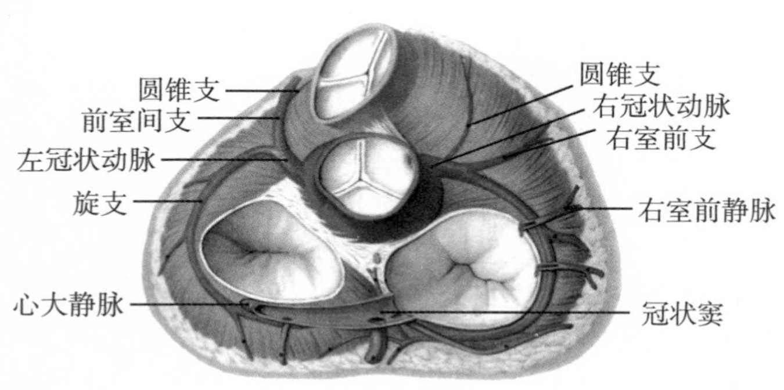

上有一堆堆黄颜色的东西，像日常喝的麦片粥，他便给这些物质取名“粥样”。

特别提醒

冠状动脉之所以能够发生狭窄或阻塞，主要是因为冠状动脉发生了粥样硬化所致。这种粥化的斑块，积集在冠状动脉内膜上，久而久之，越积越多，使冠状动脉管腔严重狭窄甚至闭塞，如同自来水管或水壶嘴被长年堆积的水碱堵塞变窄一样，从而导致了心肌的血流量减少，供氧不足，使心脏的正常工作受到不同程度的影响，由此可产生一系列缺血性表现，如胸闷、憋气、心绞痛、心肌梗死甚至猝死等。

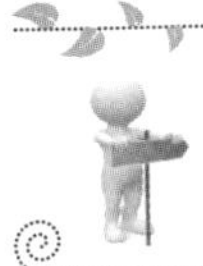

冠心病是最凶残的杀手

我们已经知道冠状动脉给心肌供应血液，心脏才有能量把血液输送到全身，如果冠状动脉出了问题，心脏的正常运行就会受到严重的威胁。事实也是如此，冠心病目前已是人类健康最为凶残的“杀手”，已成为中老年人第一致死原因。在国内，据统计每100位40岁以上的中国人就有 4~7 人是冠心病患者，每年有 250 万患者死于冠心病，平均每天超过 7000 人，且发病率随着老龄化的到来还在不断地增高。就全世界而言，半个世纪以来，冠心病也已成为威胁人类健康最严重的疾病之一。据世界卫生组织（WHO）公布的资料，全世界每年至少有 1700 万患者死于冠心病；以美国为例，总死亡人数中，每年有 24.7%死于冠心病，约 50 余万人；患心肌梗死的人数每年达 100 余万。

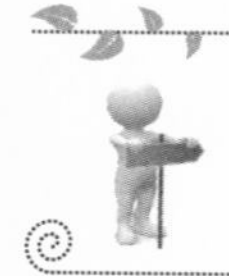

冠心病能够治愈吗

冠心病对人类的危害很大，但是只要能够得到及时有效的治疗，完全可以控制，也有可能治愈。这是因为冠状动脉循环有很大的潜力，潜在能力的主要方面在于存在着侧支循环，侧支循环能使得心壁的血液供应获得改善。临床实践也证明，急性冠状动脉阻塞后，治疗方法正确，几天后心脏就可建立侧支循环。随着治疗方法的不断进步，如调脂药物的应用，进行冠脉搭桥，融栓和支架植入等，各种保健方法的综合运用，以及心脏侧支循环的丰富，冠心病的病情将大大地改善。由此可见，尽管冠心病是一种严重威胁人们生命的疾病，但患了冠心病绝不可忧心忡忡，

而应积极治疗，全面了解学习冠心病保健知识，充分发挥心脏本身的保护功能，使之达到恢复健康的目的。

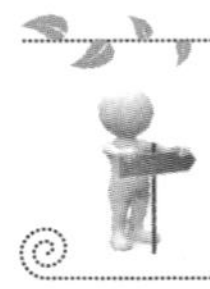

冠心病的五种表现形式

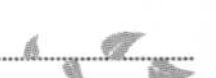

冠心病其病理变化主要是冠状动脉粥样硬化，并在此基础上发生痉挛，使心脏发生急性短暂性或慢性持续性的缺血、缺氧。冠心病按病变部位、范围、程度和特点的不同分为五型。

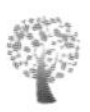

隐匿型冠心病

隐匿型冠心病又叫无症状性冠心病，是指中年以上（男性 40 岁、女性 45 岁）的患者，休息时心电图上有明显缺血样改变，或运动试验呈阳性，又无其他明显临床症状者。另外，在心电图普查中发现一些患者，既无冠心病史也无心肌梗死病史，而在心电图上表现为陈旧性心肌梗死，也应诊断为隐匿型冠心病。由于隐匿型冠心病平时没有症状，往往得不到人的重视，所以在生活中可引起非常严重的后果，往往能杀人于无形，可以说隐匿型冠心病是极为隐蔽的杀手。

心绞痛型冠心病

心绞痛是冠心病中较常见的症状，以发作性的胸骨后疼痛为特点。心绞痛又分为劳累性心绞痛和自发性心绞痛。劳累性心绞痛的特征是由运动或其他增加心肌需氧量所诱发的短暂胸痛，休息或舌下含化硝酸甘油后，疼痛常可迅速消失。自发性心绞痛的特征是胸痛发作与心肌需氧量的增加无明显关系；与劳累性心绞痛相比，这种疼痛一般持续时间较长，程度较重，且不易为硝酸甘油所缓解。生活中不同人的心绞痛发作表现不一，多数人形容其为“胸部压迫感”“闷胀感”“憋闷感”，部分患者感觉向双侧肩部、背部、颈部、咽喉部放射。

心肌梗死型冠心病

心肌梗死是冠状动脉供血中断之后引起的心肌坏死。大多数患者可有心前区疼痛，还可有其他症状；心电图有特殊改变,其他客观检查也有相应发现。约 1/3~2/3 的急性心肌梗死病例有促发因素可查。其中以体力活动及精神紧张、情绪激动最为多见。心肌梗死的主要特点可综合为：剧烈而频繁的心绞痛是心肌梗死的先兆；剧烈而持久的胸痛

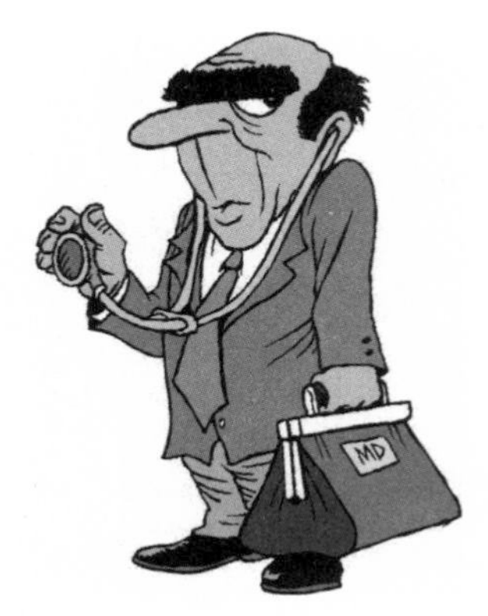

伴有昏厥和出汗是心肌梗死的典型发病表现；心肌梗死的并发症（休克、心力衰竭、心律失常），是导致心肌梗死患者死亡的主要原因。

特别提醒

剧烈而频繁的心绞痛是心肌梗死的先兆，剧烈而持久的胸痛伴有昏厥和出汗是心肌梗死的典型发病表现，但并非所有的“心肌梗死”都如此“典型”。应警惕非典型心肌梗死，以免误诊而贻误抢救。另外心肌梗死的预后与梗死范围的大小、侧支循环建立的情况以及治疗是否及时、恰当有关。急性期的死亡率最高。恢复期患者亦可因心律失常而发生突然死亡。

心律异常型冠心病

心律异常是这一类型冠心病主要或唯一的症候，但心律异常并非完全是由冠心病导致的唯一原因，心律失常还常见于其他原因的心脏病患者，少数失常也可见于无器质性心脏病的正常人。其临床表现是一种突然发生的、规律或不规律的心悸、胸痛、眩晕、心前区不适感、憋闷、气急、手足发凉和晕厥等。心律异常以心电图改变为金指标。有少部分心律失常患者可无症状，仅有心电图改变。生活中如果有心律异常的表现，则应引起高度警惕，须及时到

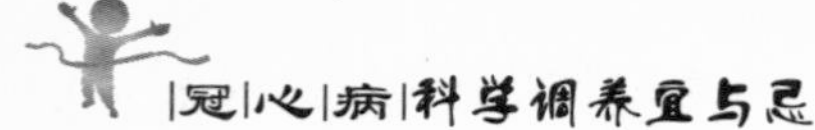

医院心血管专科就诊，以免延误病情。

猝死型冠心病

猝死是指自然发生、出乎意料的突然死亡。猝死型冠心病是冠心病的一种类型，在各种心脏病导致的猝死中，猝死型冠心病占大多数，极受医学界重视。也有人将猝死型冠心病称为原发性心脏停搏，因为世界卫生组织临床命名标准化专题组的报告，特意略去猝死的定义，而将此型称为原发性心脏停搏，因为猝死是心脏停搏的结果。需要指出的是，因急性心肌梗死而在短时间内死亡者不属此型。

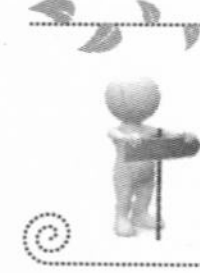

人为何会得冠心病

冠心病主要是由于冠状动脉粥样硬化导致心肌缺血、缺氧所致。引起动脉粥样硬化的机制尚不完全明确。目前普遍认为，冠状动脉粥样硬化的形成，是由多种因素促发的一个病理过程，这些因素被称为冠心病的易患因素，或危险因素。归纳起来，普遍认可的冠心病易患因素有以下几种。

冠心病与年龄有关

冠心病的发病率随年龄的增长而增高，发病年龄与冠心病的发病成正比关系，年龄越大发病率越高，程度也随年龄的增长而加重。有资料表明，自40岁开始，每增加10岁，冠心病的发病率增加1倍。男性50岁、女性60岁以后，冠状动脉硬化发展比较迅速。同样心肌梗死的危险也随着年龄的增长而增长。所以对于年龄偏大的中老年人应定期到医院做心脏检查，以防冠心病发生。但近年来在我国的冠心病病例中，45岁以下发生冠心病的不乏其人，甚至20多岁的年轻人患冠心病的也可见到。

冠心病与职业有关

职业影响人的身体健康。经常有紧迫感的工作者较易患冠心病。也就是说，职业紧张与冠心病关系密切，并且随着职业紧张程度增加，冠心病发病率显著增加。这也表明职业紧张是引起高血压病、冠心病发病的一项重要危险因素。研究还表明，体力活动少，脑力活动紧张，尤其是知识分子的发病人数明显高于其他人群。所以加强对脑力劳动者冠心病的预防和检测很有必要。

冠心病与性别有关

冠心病对不同性别的人也有所侧重，男性冠心病发病率明显高于女性。男女比例为2∶1，女性冠心病平均比男性晚发10~15年，但随年龄增长，女性冠心病的发病率增高，55~70岁达到高峰。男女冠心病发病率的差距主要存在于

50岁以前。女性绝经期后冠心病发病率也会相应增加，这是因为女性在绝经期后，体内雌激素减少，而雌激素能通过对血脂的影响而抑制动脉粥样硬化的过程。女性冠心病虽说发病较晚，但患者出现临床症状时，其预后方面的优势逐渐消失，临床也发现女性急性心肌梗死病死率一般高于男性，长期存活率也比男性低。

冠心病与肥胖有关

肥胖是引起冠心病的主要因素之一。体重超标准的肥胖者（超重10%者为轻度、20%者为中度、30%者为重度）易患本病。向心性肥胖即俗称的“大腹便便”者发生冠心病的危险性更大。由于肥胖，全身需氧量相对增多，促使心脏输出量增加，心脏负担加重；其次，肥胖者体力活动较少；另外，肥胖者体内合成三酰甘油、胆固醇都比较高。

特别提醒

肥胖是人体内含有多余脂肪的一种病态表现。一般来说，超过标准体重的10%，称为超重，而超过20%，就属于肥胖了。成年人男性标准体重（千克）= 身高（厘米）−105，女性标准体重（千克）= 身高（厘米）−100。若男性身高为165厘米者，其计算方法为：标准体重 =165−105。但此法对于身高超低者或超高者不准。

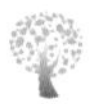

冠心病与遗传有关

有关资料统计和医学研究表明：父母中有一人患冠心病，其子女冠心病发病率为双亲正常者的 2 倍；若父母均有冠心病，则其子女发病率为对照组的 4 倍；若父母均早年患冠心病，其子女发病率较无冠心病双亲的子女高 5 倍。这说明冠心病有家族发病的倾向，与遗传因素有关。因为冠心病的病变基础是冠状动脉粥样硬化，而动脉粥样硬化与内分泌功能失调、饮食结构不当及家族遗传等因素密切相关。

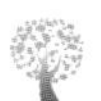

冠心病与吸烟有关

吸烟危害人类健康，这是因为烟草中含有许多种有害物质，尤其是引起心血管疾病的物质。与冠心病发生有关的化学物质有 10 余种，其中主要是尼古丁和一氧化碳。这些物质对心血管系统有以下几方面的危害性：首先影响血脂代谢，使有益的高密度脂蛋白胆固醇（HDL–C）降低，对能维护动脉壁正常功能的内皮细胞有损害作用（完整的内皮细胞具有维护血管内壁的光洁度，防止动脉粥样斑块形成，调节血管舒缩等功能），使心率与心输出量增加，还可促使血管收缩而使血压升高。这些均使心脏负担增加，使血小板聚集率增加及循环中纤维蛋白酶原增加而提高血液黏滞性。以上种种改变均可促使或加速冠状动脉或脑动脉的粥样硬化形成。临床也发现吸烟者与不吸烟者比较，本病的发病率及病死率增高 2~6 倍，且与每日吸烟支数成正比。另外，大量吸烟还可导致冠状动脉痉挛，促使或加重心肌缺血的发生。已为冠心病者如继续吸烟可使病情加速发展，易发生心肌梗死。

冠心病与糖尿病有关

糖尿病容易引起动脉粥样硬化已被公认，临床中也发现糖尿病患者冠心病的发病率、心肌梗死的发病率及死亡率远较无糖尿病者高，且发病早。之所以如此，是因为糖尿病患者多伴有高脂血症，这会加速动脉粥样硬化，促使血栓形成和引起动脉堵塞。同时，最近研究表明胰岛素本身具有抗感染的作用，故可能降低动脉粥样硬化的危险性；但当出现胰岛素对被作用的组织效应降低而发生胰岛素抵抗时，其高胰岛素症则促进动脉粥样硬化。

冠心病与高血压有关

高血压是冠心病的重要易患因素，血压增高与冠心病密切相关。60% ~70%冠状动脉粥样硬化的患者有高血压，且高血压患者本病发病率较血压正常者高 4 倍。收缩压和舒张压增高同样危险。血压水平越高，动脉硬化程度越重，死于冠心病的危险性就越高。所以生活中的高血压病患者往往也是冠心病患者。控制高血压病可以预防冠心病，减少冠心病发作，并可防止意外事件发生。

冠心病与血脂高有关

高脂血症是指血中三酰甘油和胆固醇增高，它是动脉粥样硬化形成的主要因素，是诱发冠心病的重要危险因子。临床实践发现，血脂高者患冠心病的概率明显增加，脂肪摄食过多或代谢失常而致血脂异常，如总胆固醇、三酰甘油、低密度脂蛋白（LDL）或极低密度脂蛋白（VLDL）增高，高密度脂蛋白（HDL）减低，均易患本病。高胆固醇血症者较正常者患冠心病的危险性增加 5 倍。大多数高胆固醇血症是后天形成的，高脂肪及高胆固醇饮食是主要原因。

特别提醒

控制血脂的根本措施在于节制高脂饮食。中老年人如果为了一饱口福，经常大鱼大肉，摄入过多的动物脂肪，那么血液中的胆固醇、三酰甘油就会增高。当然在正常情况下，碳水化合物食物的主要生理功能是为机体提供热量，但如果食入过量，未被代谢的部分也可转化为脂肪，储存体内，引起血脂升高。

冠心病与性格有关

冠心病与人的性格特点相关。科学家通过研究把人的性格分成 A、B 两型。A 型性格的人性情急躁，进取心和竞争性强，工作专心而不注重休息，强制自己为成就而奋斗，紧迫感强，工作节奏快，锋芒毕露，容易激动，对挫折耐受性差。B型性格的人则缺乏竞争，与A型正相反的人。医学工作者指出A型性格的人是冠心病的高发人群。A型性格又被称为冠心病易患性格，是比较独立的冠心病危险因素。

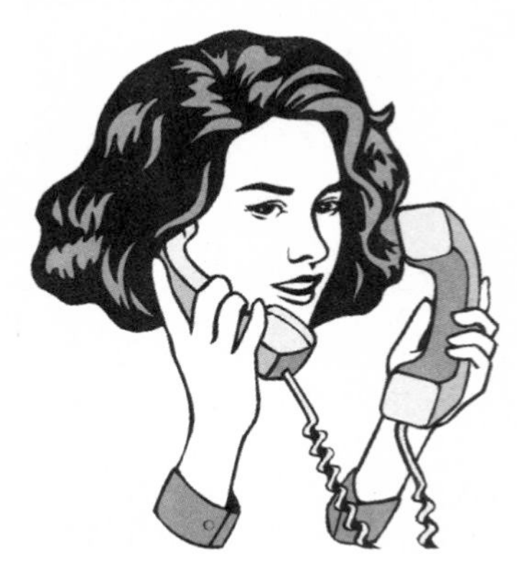

冠心病与精神因素有关

人体是一个由神经内分泌系统联系起来的复杂而精密的网络体系，精神因素正是这个网络上的一个重要纽结。它通过神经内分泌系统作用于心血管。当人精神紧张或激动、发怒时，可使心跳加快，收缩力加强，心肌耗氧量增加。在反复长期的精神紧张因素的影响下，小动脉可持续收缩，造成动脉壁变性增厚，管腔狭窄，血压持久性升高。反复长期的精神紧张可以造成高脂血症，同时改变血流动力学状态，使血黏稠度升高，从而促使冠心病的形成。

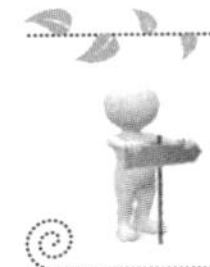

冠心病的临床报警信号

冠心病患者早期多无明显症状，仅在偶然普查身体时发现。早期发现，及时治疗冠心病，对患者的预后会带来极大的好处。可是大多数患者都发现得较晚，有的人发现冠心病时，病情已经非常严重。由于早期冠心病常没有明显的不适症状，所以掌握早期发现冠心病的办法就特别重要。

胸部疼痛

胸部疼痛往往是冠心病的信号。如果您的家人及周围朋友出现以下情况时，请您提高警惕：突然出现胸骨后或左胸部疼痛；体力活动时有心慌、气短；饱餐、寒冷感到心悸或胸痛；容易出现疲劳并且有胸闷。尤其是劳累或精神紧张时出现胸骨后或心前区闷痛，或紧缩样疼痛，并可向左肩、左上臂放射，持续 3~5 分钟，休息后自行缓解。体力活动时出现胸闷、心悸、气短，休息时自行缓解。如有以上症状出现，就须提高警惕，及时发现冠心病的发生。

心悸胸闷

中老年人没有原因的心悸、胸闷往往是冠心病的先兆。

如有以下症状，须到医院进行检查：饱餐、寒冷或看惊险影片时出现心悸者；夜晚睡眠枕头低时，感到胸闷憋气，需要高枕卧位方感舒适者；熟睡或白天平卧时突然心悸、呼吸困难，须立即坐起或站立方能缓解者；性生活或用力排便时出现心慌、胸闷、气急；听到噪声便引起心慌、胸闷者；反复出现脉搏不齐，不明原因心跳过速或过缓者。上述症状往往同时伴有胸痛。

心跳缓慢

在我们周围还能经常看到一些冠心病患者心跳很慢，有时每分钟跳 50 次以下，有的只有 30~40 次。这又是为什么？这有可能是由于冠心病患者的心脏长期缺血缺氧，使心肌组织细胞发生了不同程度的变化，起搏、传导系统也受到损害所致。冠心病患者的心肌收缩力已经有所下降，如果心跳很慢，严重影响了心脏向机体供血，患者就会感到头晕、心悸、气短，有的还会出现晕厥。所以，如果有人有心跳缓慢的表现，则应去医院就诊，查冠心病。

下牙疼痛

人常说：“牙痛不是病”。可能很多人会认为牙痛根本不算什么，所以也就不把它放在心上。但心血管病专家提醒您，有时牙痛会是冠心病的征兆，尤其运动、劳累、情绪波动后的下牙痛更应警惕。最为明显的例证就是有些人下牙痛用止痛药无效，而做全面检查后发现他们患有冠心病，服用冠心病治疗药后下牙痛消失。由此，专家们认为下牙痛和下颌痛往往是冠心病的奇特信号。所以临床医生强调，50 岁左右的人，特别是男性，出现服用止痛药不能缓解的下牙痛，口腔科检查又无牙病者，应考虑是否患有冠心病，及时到医院做检查，以便确定诊断。

特别提醒

冠心病引起的牙痛常有以下几个特点：运动、劳累、情绪波动后易牙痛；疼痛发生比较突然，常伴有胸闷不适、大汗淋漓等表现；牙痛程度较剧烈，但既往无类似病史，检查时无明显牙病；牙痛无确切部位，常感觉几个牙或一排牙都在痛，而牙病引起牙痛的部位比较明显，疼痛一般在 3~5 分钟内消失；牙痛经牙科处理或服用止痛药无效；心电图检查有心肌缺血表现，口服抗心绞痛药物后牙痛消失。

耳垂皱褶

耳垂皱褶纹是指两侧耳垂有深而斜行向下连贯的皱褶，大多起于耳屏切迹，斜向后至耳垂外下缘，多呈线形、弧形（较短或不连贯者不在内 ）。近年来国内外学者发现，罹患冠心病的人，耳垂上几乎都有一条皱褶。之所以如此，是因为动脉粥样病变会累及全身小动脉，引起微循环障碍，耳垂作为末端部位，是一种既无软骨又无韧带的纤维蜂窝状组织，易受缺血缺氧的影响，产生局部收缩，导致皱褶出现。所以，耳垂皱褶纹也可作为诊断早期冠心病的征象之一。并且由于耳垂皱褶纹易于发现，故在临床诊断中有一定的实用价值。中老年人平时不妨常用镜子照照自己的耳垂，若发现有皱褶纹，应警惕冠心病的可能。但需要说明的是，有耳垂皱褶的人并非一定是冠心病患者，仅可作为诊断的参考。

耳鸣眩晕

中老年人如果不明原因地出现耳鸣、眩晕等症状，预示可能患有早期的动脉硬化或冠心病。因为耳的听觉感觉器位于内耳，内耳感受器的微细结构与大脑组织一样，不耐受缺血和缺氧，而且其缺氧的耐受性比心肌更为敏感。所以，一旦动脉硬化发生，内耳血液供应因动脉硬化、狭窄而缺血，耳鸣、耳聋、眩晕等症状会在循环系统未有症状表现之前发生。

眼球现老年环

有的医生在临床中发现一些老年人的眼球角膜（俗称“黑眼珠”）靠近巩膜（“白眼珠”）的边缘部分往往有一圈灰白色或白色的混浊环，宽约 1~2 毫米，将其称之为角膜老年环，简称老年环。近年来的医学研究发现，老年环可以作为冠心病的早期信号，亦可作为临床诊断动脉硬化的体征之一。因为临床发现出现老年环的中老年人几乎都有程度不同的动脉硬化症，而患有动脉硬化症的老年人绝大多数出现老年环，而这些人也往往是冠心病患者的“后备军”。

眼皮有黄色瘤

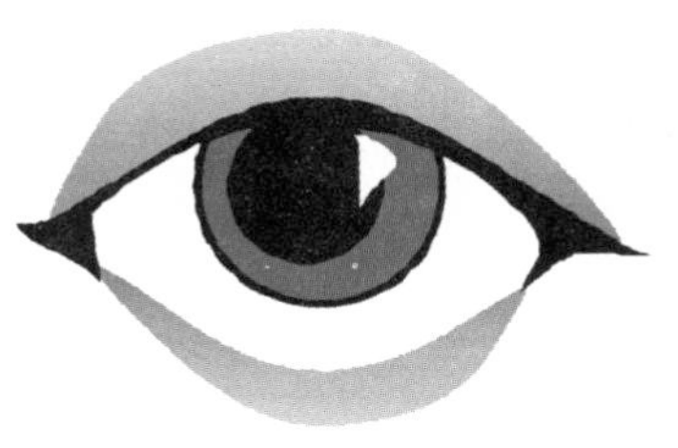

不少中老年人，眼皮上有时会长出 1~2 个米粒大小圆形或椭圆形、扁平隆起、质软的淡黄色疣状物，这在医学上称为黄色瘤。这往往是由于血液中胆固醇长期蓄积，使过剩的胆固醇在眼皮上发生沉积的结果。因此，眼皮上出现黄色瘤是血中胆固醇过多的一种信号。血中胆固醇过多不但会沉积在皮肤上，更重要的是沉积到机体内的动脉血管内膜上，造成动脉粥样硬化，而此类人群是冠心病的多发人群。

阳 痿

经常有男性患者给医生诉说其患阳痿的痛苦。其实，现代医学研究还发现，阳痿可能是冠心病的表现和先兆。现有的研究已证实，冠心病、高血压病、高血脂症、糖尿病、精神抑郁症，尤其是冠心病与阳痿有很大的联系。阳痿可能是心脏病的早期信号之一。因为医生研究发现，冠心病患者中阳痿发生率比健康人高，其中完全阳痿发生率达 21%。国外有人调查了 81 例心肌梗死的男性患者，发现 18 例有阳痿，占 22%，而明显性欲减退的有 48 人，占 59.3%。

腿　痛

冠心病患者心绞痛发作时，大多疼痛可放射到左肩、右臂及左手内侧的 3 个手指。但是，据国外心脏病专家近年来的研究发现，有些患者在心绞痛发作时表现出的却是下肢部的放射性疼痛，这一点常被人忽视，还容易把人的注意力引向腿部疾病，从而造成误诊，延误治疗。专家们通过仪器检查，证实在腿部发生疼痛时确实存在心脏的缺血性病变。当腿疼痛时如果排除了脉管炎、神经痛等疾病时，应考虑是否是心绞痛发作所引起的，从而为抓紧诊治冠心病提供时机。

腹部疼痛

腹部疼痛有时也是冠心病的临床信号之一。如有一孙老伯，65 岁大寿，一时高兴多喝了一点酒。晚上，孙老伯觉得上腹部开始疼痛，下半夜，腹痛加剧，且伴有胸部发闷的感觉，只好叫醒家人送他上医院。初时，在附近的一家社区医院，医生按消化道疾病治疗，给孙老伯开了一些胃肠用药。可是，孙老伯服药后，病情却不见好转，最后家人将他到市医院诊治，才知孙老伯是心肌梗死。事实上这种情况并不少见，所以当中老年患者表现为上腹胀痛不适等症状，特别是疼痛剧烈常伴有恶心呕吐时一定要排除冠心病的可能。临床上易误诊为急性胃肠炎、急性胆囊炎、胰腺炎等。

早白发

最新医学研究发现，白发与冠心病有着相当密切的关系，也就是说，过早出现白发的人易患冠心病，是冠心病的一种易患信号。美国心脏学会的专家们分析了一组心肌梗死患者，发现其中 24%的人在 30 岁以前就出现了白发。有关资料表明，体内如缺乏微量元素铜和锌，即铜与锌的比例下降后，毛发就会出现黑色素生成障碍。这种情况的出现，也与冠心病的发生密切相关。因此，有少年白发的人（有的地方称之为少白头）应注意在生活中避开诱发冠心病的因素，如吸烟、肥胖和心理过度紧张等。

舌下小血管异常

舌诊是几千年来中医主要诊断方法之一。临床经验提示，观测舌下的小血管变化是了解心脏冠状动脉循环状态的一种简便方法。中老年人如果血液黏稠度过高，有的就有可能在舌下小血管中表现出来。那么如何观察舌下小血管的变化呢？方法是：把舌卷起，可见到舌下中央有一纵行的皱襞呈“八”字样排行，小皱襞的边缘不齐，有许多锯齿状小突起，称为伞襞。伞襞和舌系带之间的黏膜深处，可见有浅兰色的舌静脉，黏膜下则为分散的小血管，这些小血管就是主要的观察对象。若将舌下分为内、中、外三个侧带：以舌系带至伞襞为内侧带；伞襞与舌的边缘之间的部分一分为二，在近中间的区域为中侧带；靠近舌边的区域为外侧带。正常黏膜下小血管没有扭曲和扩张，更没有出血瘀点，而是呈由近到远，由大到小的血管网，主要分布在内侧带，黏膜表面光滑、细腻、色泽红润。如果舌下血管扭曲、扩张或有出血瘀点或瘀斑，即表示有淤滞现象。舌下血管曲张分布的部分限于中侧带以内，且没有瘀点（斑）者为轻度，如果外侧带血管也呈曲张且有明显出血瘀点则为重度。如果舌下有淤滞现象的中老年人，其中重要的一条就是要加强对冠心病的预防，某种意义上它也是冠心病的早期信号。

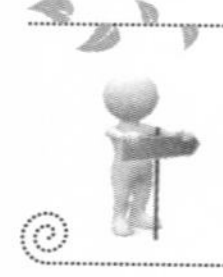

冠心病预防应从青少年时期开始

有不少人认为冠心病是老年病，等到40多岁再预防也不晚，其实不然。冠状动脉粥样硬化的病理变化过程是一个相当长的过程。其病变发生可从幼年开始，最早者见于新生儿。研究资料表明：10~20 岁年龄人其发生率可达 13.3%。如美国曾对平均年龄 22 岁的 300 名士兵的尸体进行尸检，发现这些死亡的青年中，肉眼可看到冠状动脉病变者达 77%。日本一组尸体解剖资料表明 10~30 岁的少年和青年 893 人中，有冠状动脉粥样硬化的发生率明显增高，老年期更是如此。因此，医学专家提醒：所有人都会产生某种程度的动脉粥样硬化，只不过是有人还没有发展到足以表现出临床症状而已。也就是说，动脉粥样硬化症状是逐步表现出来，对于有的人来说从青少年时代就已开始，因而对冠心病的预防，应从青少年时期就应重视，如此才能减少冠心病发病率。

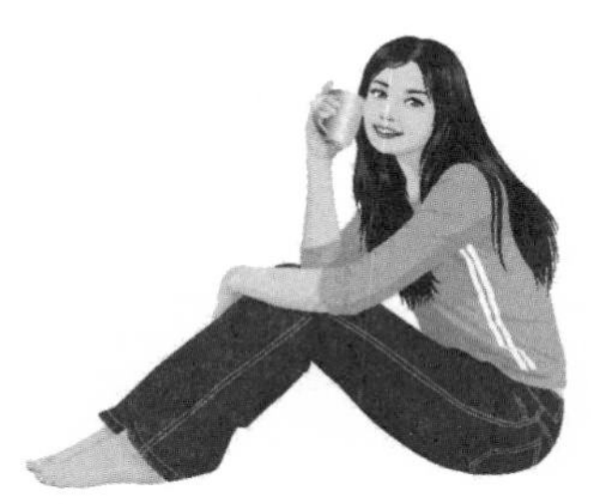

第二篇

冠心病患者饮食宜忌

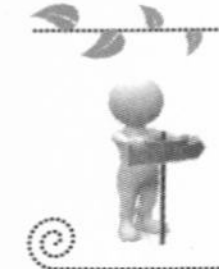

冠心病患者宜常吃的食物

中医早就有药食同源之说。也就是说，有些东西只能用来治病，就称为药物；有些东西只能作饮食之用，就称为食物。但其中的大部分东西，既有治病的作用，同样也能当作饮食之用，叫作药食两用。中药与食物的共同点是可以用来防治疾病，它们的不同点是，中药的治疗药效强，用药正确时，效果突出。但不可忽视的是，药物虽然作用强但一般不会经常吃，食物虽然作用弱但天天都离不了。我们的日常饮食除供应必需的营养物质外，还会因食物的性能作用或多或少的对身体内环境平衡和生理功能产生有利或不利的影响，日积月累，从量变到质变，这种影响作用就变得非常明显。从这个意义上讲，食物并不亚于药物的作用。但需要说明的是，食物能够在一定程度上防治冠心病，但对于冠心病患者来说，如果单纯使用食物治疗是不行的，治疗中要以药物为主，食疗为辅，药物和食物结合起来，才能起到较为明显的疗效。

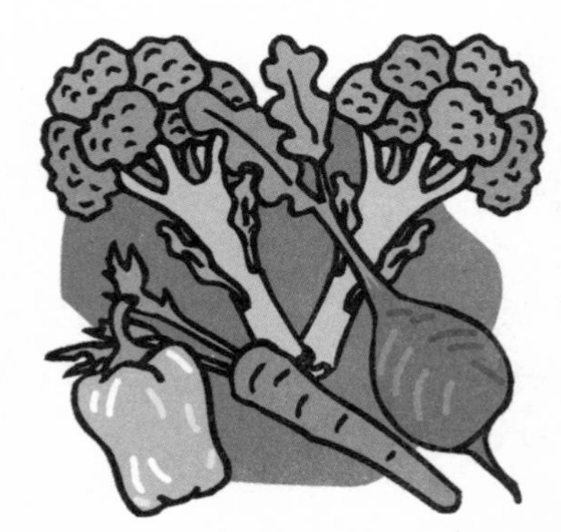

另外，选择治疗冠心病的食物时，没必要一次吃得过多，关键在于长期适量食用。

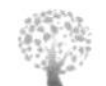

宜常吃黄豆

现代医学发现许多食物具有降低血胆固醇的作用，黄豆就是其中之一。为什么黄豆可以降低血浆胆固醇呢？这是因为黄豆中的植物固醇，人体不仅不能吸收它，而且还能抑制胆固醇的吸收。其原理可能是，植物固醇的分子结构与胆固醇的极其相似，可以作为竞争性抑制剂，抑制肠腔中的胆固醇水解，从而减少了胆固醇的吸收。因此，营养学家主张冠心病患者常食用黄豆，应用其中的植物固醇来降低血浆胆固醇的浓度。也有人做过这样的实验，饮食中用黄豆制品代替肉类与乳制品，3个星期之后，血液中总胆固醇下降，高密度脂蛋白胆固醇升高，同时三酰甘油也相应下降，使动脉血管与心脏得到有效保护。另外黄豆还具有强大的抗氧化作用，保护细胞免受自由基的损害，从而能达到预防和治疗冠心病的目的。由此可见，经检查有冠心病或血脂高的人，可以通过经常吃黄豆及一些豆腐、豆芽菜以及各种豆类食物，

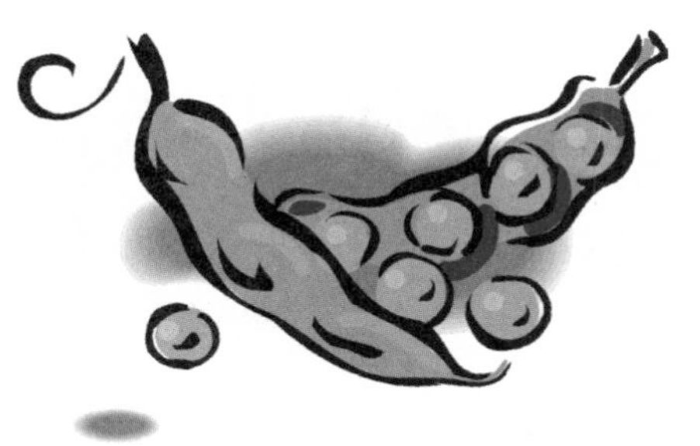

把它作为一种治疗手段来降低血胆固醇。对于没有冠心病或血脂不高的人，同样可以常吃些黄豆及豆类食品。这样，可以起到预防高脂血症的作用，对预防动脉粥样硬化和冠心病是大有好处的。

宜常吃大蒜

大蒜是常用的调味品，被称为天然的抗生素，在夏季食用可预防痢疾和腹泻。大量临床实验研究发现，大蒜及其有效成分，对高脂血症有预防作用，使血清胆固醇明显减少，全血凝集时间明显延长，且大蒜可以防止高密度脂蛋白下降，提高纤维蛋白溶解性。又有实验表明生吃比熟吃作用效果更明显，能减慢或防止动脉粥样硬化的形成，能像清洁工一样，把血管内壁的“垃圾（胆固醇）”及时清扫掉。那么究竟吃多少大蒜，才能起到预防冠心病的作用呢？有人研究发现，每天服用生大蒜即可起到上述预防作用，虽然每天坚持食用对于绝大多数的人是不现实的，但长期坚持食用对冠心病还是益莫大焉。

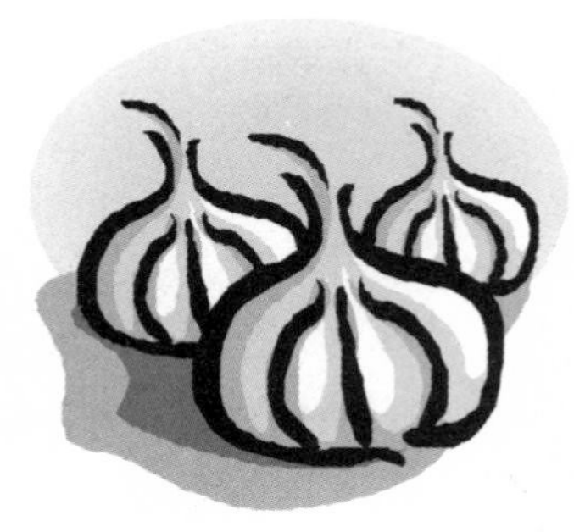

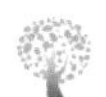

宜常喝牛奶

目前普遍认为，能降低人体胆固醇的食物，均有助于防止冠心病的进一步发展。牛奶就是一种可以降低胆固醇的食物，对冠心病有益无害。

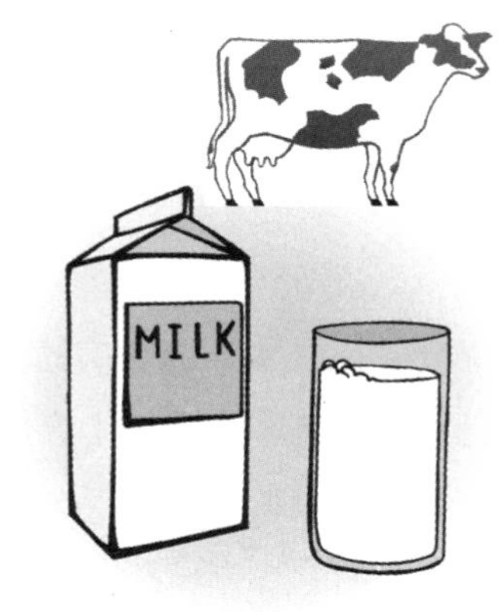

那么，牛奶为什么有降低胆固醇的作用呢？主要是因牛奶中含有可以抑制人体肝脏合成胆固醇的物质。另外，牛奶中含有丰富的钙和乳清酸，这两种物质均可以降低食物中胆固醇的吸收。由此可见，牛奶可以通过这两种作用，降低体内胆固醇，从而达到减缓冠心病发展的目的。牛奶除了上述降低胆固醇的作用外，还是营养丰富的食品。它含有丰富的蛋白质、钙，而胆固醇含量很低，可谓是高蛋白、低胆固醇食品。牛奶不仅含钙量高，而且吸收好，可作为补充钙的良好来源。而钙对心肌还有保护作用。牛奶还含有多种维生素和无机盐。冠心病患者，如能经常饮用牛奶，对身体有良好的营养作用，对延缓冠心病的发展很有好处。

宜常吃鱼

科学家们研究发现，鱼的脂肪中含有多种不饱和脂肪

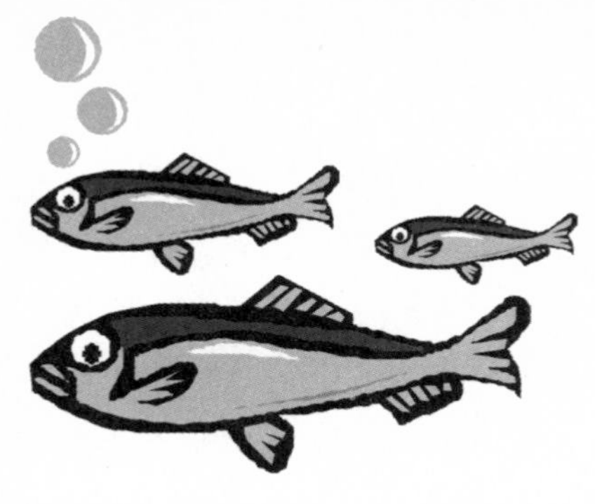

酸，它能够影响人体脂质代谢，降低血清胆固醇和血清三酰甘油以及低密度脂蛋白和极低密度脂蛋白，从而保护心血管，预防冠心病。事实是不是这样呢？据报道，欧美人冠心病发病率高，而日本人冠心病的发病率较低，我国的舟山渔民和北极的爱斯基摩人几乎不患冠心病，而这些据说都与吃鱼有关。就是说鱼类的摄入可能是冠心病发病率很低的重要原因。国外许多研究也都证实鱼类在防治冠心病中的作用。由此可见，冠心病患者多吃鱼有益身心健康。生活中如能定时进食一定量鱼类食物可以说是预防和治疗冠心病的一条好途径。

宜常吃海藻类食物

海洋藻类植物如紫菜、龙须菜等，含有丰富的优质蛋白、氨基酸、维生素和人体必需的磷、镁、钠、钾、钙、碘、铁、硅、锰、锌等矿物质，其中有些成分是陆生蔬菜所没有的。近几年，世界上许多国家都开展对海藻的食用研究，发现经常吃海藻食物可使体液保持弱碱性，于健康有利，并对高血压病、冠心病等多种疾病有辅助治疗作用。近年来，海洋植物药学有了很大的发展，许多海藻类的提取物，在冠心病的防治方面已显露出它们的作用。大量的实验和临床研究同时证明，这些海藻提取物能有效地降低血脂和血液黏稠度,改善血液流变学指标,提高血中高密度脂蛋白水平,从多方面起着预防冠心病及心肌梗死的作用。目前这些海藻提取物已在临床上广泛应用于冠心病、心肌梗死的防治,收到良好的效果。由此可见，常吃海藻类食物是防治冠心病颇为方便的一种方法。

特别提醒

过去人们只是认为海带含碘量高，对预防甲状腺肿有效，但现在发现海带还具有不少其他特殊的营养和药用价值。现代药理研究证实，海带有降血压、降血脂，对动脉硬化及冠心病有一定的治疗和预防作用。海带中含有丰富的纤维素，在人体肠道中好比是“清道夫”，能够及时地清除肠道内废物和毒素，因此，可以有效地防止便秘的发生，这一点对于高血压病、冠心病患者特别重要。海带还富含多种无机盐及胡萝卜素，常吃海带既能有效地预防白血病、癌症，又能防治动脉硬化、降血脂、降血压、防止甲状腺功能障碍等，是老年人的长寿菜。

宜常吃玉米

玉米具有抗血管硬化的作用。其脂肪中亚油酸含量高达60%以上，还有卵磷脂和维生素E等，这些物质均具有降低血清胆固醇，防治高血压、动脉硬化，防止脑细胞衰退的作用，有助于血管舒张，维持心脏的正常功能。玉米还含有较多微量元素硒、镁，丰富的赖氨酸等成分，这些成分尤其是对冠心病患者具有一定的好处。可以说玉米适宜于一切人食用，特别是那些长期食用精米精面和精制食品的人，更应该食用一些玉米。

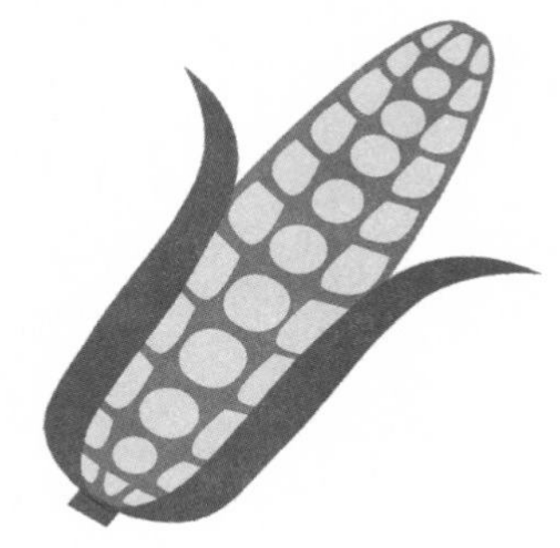

宜常吃燕麦

营养专家指出，几块钱一袋的燕麦片，不但能让人们在早餐时裹腹，还可有效地促进心脏健康，降低患上冠状动脉心脏病的概率。在人们与冠心病斗争的时候，燕麦片是很便宜且随手可得的“武器”。这是因为绿色植物——燕麦含有丰富的蛋白质、维生素，且富含亚油酸、燕麦胶和可溶性纤维，常食可降低血液中的胆固醇。国外学者还研究发现，一杯半煮熟的燕麦片就能提供人体每天所需的水溶性纤维，促进胃肠的消化功能，从而增强抗御冠心病的“战斗力”。如果30天内每天都吃一碗麦片，98%的人体内胆固醇含量下降，原本胆固醇含量越高的人，下降的程度越大。

宜常吃洋葱

洋葱是日常生活中的一种主要蔬菜，很难指出还有哪一个国家的人尚未品尝过它那特有的辛辣味。公元前3000年埃及陵墓上的蚀刻画把洋葱奉为神圣的物品。古代埃及人把右手放在洋葱上起誓，相信它是一种永恒的象征，因为洋葱是一层层组成的圆形体。有一种洋葱甚至还被当作神来崇拜。但对于冠心病患者来说，洋葱可真谓能预防治疗冠心病之神。洋葱含有刺激溶纤维蛋白活性成分，多吃洋葱可以减少血液中胆固醇的含量，能有效的调节血压，舒张血管，减少血管的阻塞；能够对抗体内儿茶酚胺等升压物质以及促进钠盐排泄等作用，起到维护心血管健康的目的。

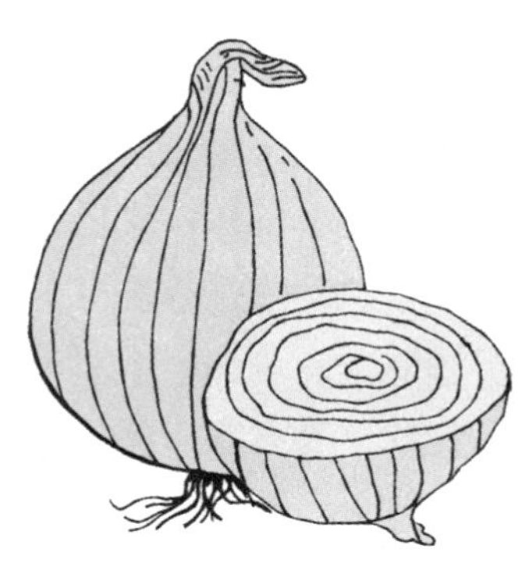

洋葱不论生、熟、煎、煮，都有同样的抗动脉粥样硬化的作用。实验证明，冠心病患者每日食用100克洋葱，其降低血脂作用较好。民间有健康男性食用油煎洋葱，能抑制高脂肪饮食引起的血浆胆固醇升高，预防冠心病的说法。

宜常吃胡萝卜

胡萝卜又叫黄萝卜、红萝卜，原产于中亚，性味甘、平。元代以前传入我国，我国各地广为栽培。因其颜色靓丽，脆嫩多汁，芳香甘甜而受到人们的喜爱。胡萝卜对人体具有多方面的保健功能。这是因为胡萝卜富含维生素A，每百克中含胡萝卜素362毫克（换算成维生素A相当于2015 U），是一种防癌蔬菜。它还含5种必需氨基酸，十几种酶以及钙、磷、铁、氟、锰、钴等矿物元素和纤维素，这些成分显然对预防冠心病大有好处。胡萝卜中还含有槲皮素、山奈酚等，临床医学已证明它能增加冠状动脉血流量，降低血脂，促进肾上腺素的合成。因此胡萝卜食疗又具有降血压、强心等功能。总之，胡萝卜的营养和药用价值都很高，民间常将其作为食疗入药。

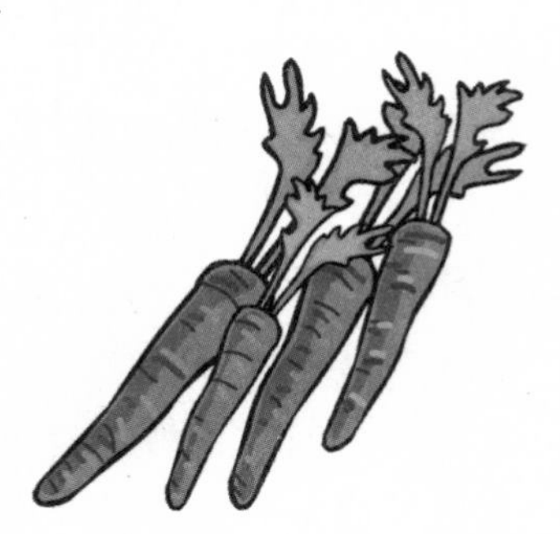

宜常吃生姜

生姜以去腥除膻的本领和自身特殊的辛辣芳香，受到人们的青睐。在日常生活中，除了用它做调味品以外，还可用于医药和提取香精的原料，民间有“冬吃萝卜夏吃姜”之说。其实生姜还是冠心病患者首选的食物之一。这是因为生姜中主要含有姜油，姜油中的有效成分是油树脂和胆酸螯合物，能够阻止胆固醇的吸收，并增加胆固醇的排泄。生姜中的姜醇、姜烯、姜油萜、姜酚等，可促进血液循环。

宜常吃蜂蜜

营养学家认为蜂蜜能改善血液成分和血管壁的营养，增加血管弹性，保护和促进心脏功能。科学家研究证明，蜂蜜可补偿心肌不间断工作的能量消耗，它还能使心血管扩张，改善冠状动脉的血液循环，促使冠状动脉血流正常。更重要的是蜂蜜中含有微量乙酰胆碱类物质，它对心脏疾病有良好的治疗作用。医学专家们建议，患有严重冠心病的人，宜每天饮用 25~50 克蜂蜜，连续饮用 30~60 天，将有较为明显的疗效。

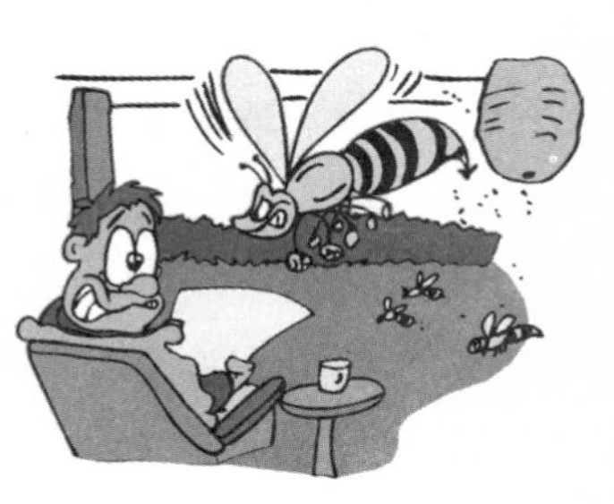

宜常吃茄子

茄子是夏秋季节的时鲜蔬菜，自古就在全国各地栽培。从颜色上看，茄子有紫色、黄色、白色和青色四种；从形态上分，茄子常见的有三种：球形的圆茄、椭圆形的灯泡茄和长柱形的线茄。茄子的吃法，既可炒、烧、蒸、煮，也可油炸、凉拌、做汤，不论何法都能烹调出美味可口的菜肴。由于茄子含有丰富的维生素，尤其是维生素 PP（即烟酸和烟酰胺），常吃茄子可以防

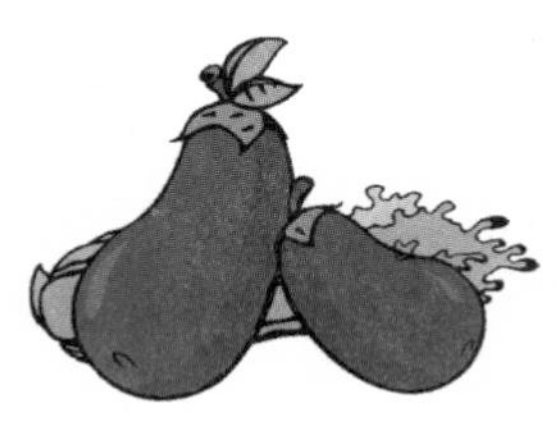

止胆固醇升高；茄子还含有皂草碱，可增加微血管的弹性。所以营养学家主张冠心病患者应把茄子作为常选食物。

宜常吃西红柿

西红柿内含有大量的西红柿红素，具有很强的抗氧化能力，可以清除危害人体的氧自由基。氧自由基是带多余电子的氧分子或氧原子，可损伤血管和心肌，在动脉粥样硬化和心律失常、心肌梗死中起很坏的作用。因此西红柿红素能预防冠心病、心肌梗死、动脉硬化等，同时可大幅度减少罹患前列腺癌等的概率。西红柿红素还可以抑制细胞合成胆固醇、降低血液中胆固醇及三酰甘油的浓度，从而防止各种心血管疾病的发生。脂肪组织中含高浓度西红柿红素的人与含低浓度西红柿红素的人相比，其发生心肌梗死的危险率要低48%。西红柿还是很好的维生素C的来源。由于西红柿红素是脂溶性的，所以必须经过油脂烹调才能自然释放出来，才更有利于人体有效吸收。因此加工过的西红柿制品如西红柿汁、西红柿酱、西红柿糊、西红柿沙拉酱和西红柿汤，比生西红柿更有效。

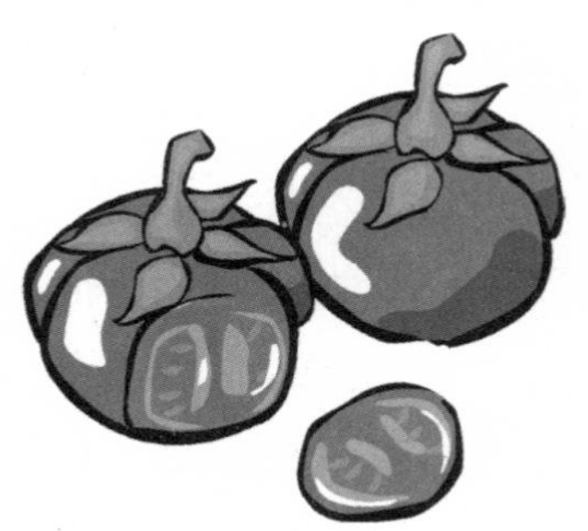

宜常适量吃橘子

研究人员研究发现，吃橘子的人患冠心病、高血压病、糖尿病、痛风的概率比较低。专家认为，橘子富含维生素C与柠檬酸。如果把橘子内侧的薄皮一起吃下去，除维生素C外，还可摄取膳食纤维——果胶，它可以促进通便，并且可以降低胆固醇。此外，橘皮苷可以加强毛细血管的硬度，降血压，扩张心脏的冠状动脉。因此可以说，橘子是预防冠心病和动脉粥样硬化的食品。但要指出的是橘子性温热，一次不可吃得太多，特别是在口舌生疮、食欲不振、大便硬结等已有中医火证的情况下，千万不可再吃橘子，否则将如火上浇油。

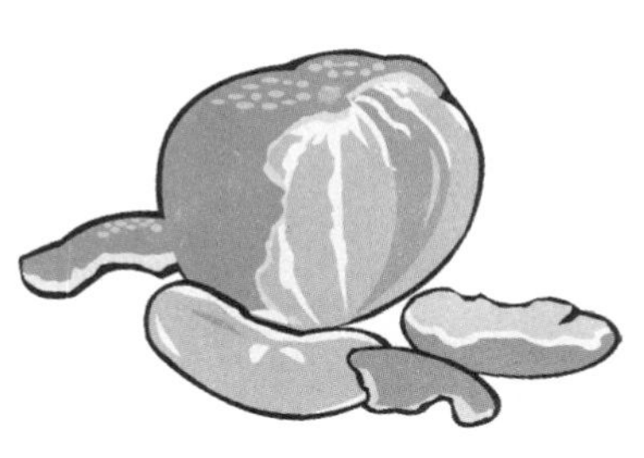

宜常适量食用坚果食物

医学工作者提示：每天适量进食一些坚果，如核桃、杏仁、榛子、花生、松子仁等可以预防心脏病。这是因为坚果富含抗氧化剂及单不饱和脂肪酸，可以降低血液中的总胆固醇，抑制低密度脂蛋白胆固醇的氧化过

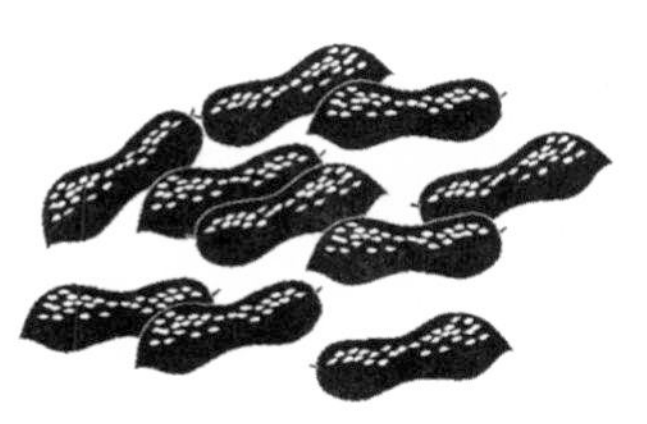

程。坚果大都富含维生素E，它能使老化的动脉血管重现活力。因食用高脂肪食物而产生动脉粥样硬化的猴子，饲以维生素E之后，动脉粥样硬化的程度逐渐减轻，甚至出现逆转。

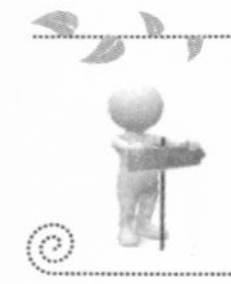

冠心病患者忌吃的食物

在我们每个人的一生中有不计其数的食物“穿肠而过”，那么在这么多食物中，怎样才能保证我们选择得科学与合理，却是一门重要的学问，因为食物中有的与自身的疾病是彼此相克的，有些食物的作用与疾病是相佐的；有些是碱性食物，有些则是酸性食物；有些是热性食物，有些又是寒性食物。这些食物中有些对于某些疾病是有一定禁忌的。这些知识的取得有赖于我们的不断学习，尤其是对于身患疾病的人，应该懂得食物禁忌这一食用时应遵循的“法纪”。

不宜食用螃蟹

相当多的冠心病患者认为螃蟹肉质细嫩，味道鲜美，营养也十分丰富，蛋白质的含量比猪肉、鱼肉都要高出几倍，钙、磷、铁和维生素A的含量也较高，为上等名贵水

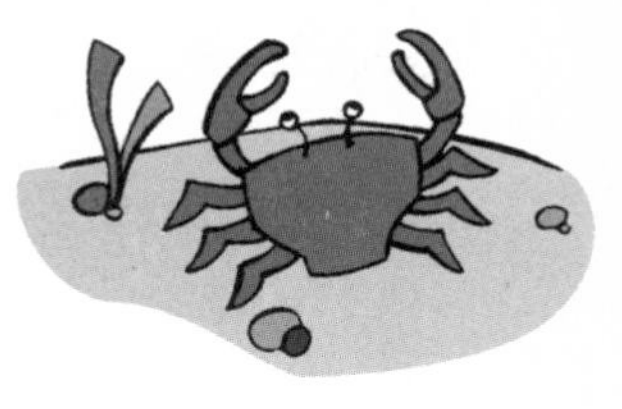

产，从而就不加限制地食用。但营养学家说螃蟹并非人人适宜，冠心病患者就不宜食用螃蟹，这是因为螃蟹的每 100 克肉中含胆固醇 235 毫克，每 100 克蟹黄中含胆固醇460毫克，尤其是秋蟹味美营养高，如果过量食用，可能会给冠心病患者健康带来损害，加重冠心病病情。

忌过量喝咖啡

咖啡既香浓味美又提神解乏，已成为很多人喜爱的饮品。据测定，咖啡中含有蛋白质、脂肪、粗纤维、双糖、咖啡碱等多种营养成分，长期饮用低浓度咖啡对正常人是有益的。如果科学饮用就是对于一般冠心病患者影响也不明显，但如果过量饮用对于较为严重的冠心病患者而言，则有害无益。因为咖啡里含有大量的咖啡因，具有明显的中枢兴奋作用，并可增强心室收缩，加快心率，使血压升高，可引起冠心病患者心慌、气短、胸闷。如患者心率不稳定，大量饮咖啡可能导致严重心律失常，甚至造成危险后果。因此，对心肌梗死后心律失常、心功能不全以及频发心绞痛的冠心病患者应尽

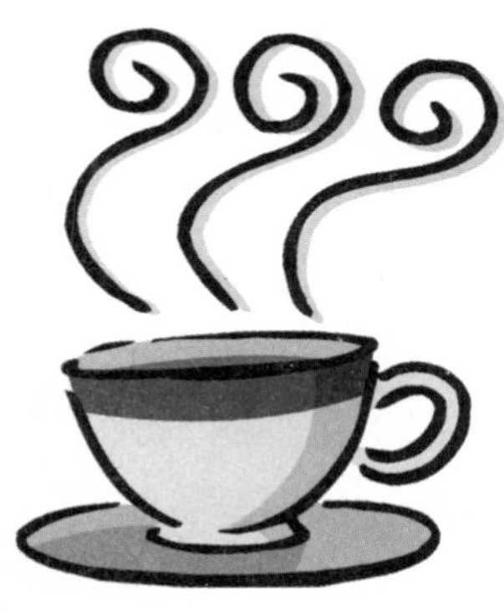

量少饮或不饮咖啡。

不宜喝鸡汤

鸡汤营养丰富，汤浓味鲜，是老人、患者、产妇喜爱的滋补品，也是宴席上的佳肴。大多数人都习惯用老鸡炖汤喝，甚至认为鸡汤的营养比鸡肉好。然而这种难得的佳品并非人人皆宜。中老年人、体弱多病者或处于恢复期的患者，冠心病患者就不适宜喝鸡汤。其实，鸡肉所含的营养比鸡汤要多4倍，而鸡汤的胆固醇含量要比其他食物高许多。所以中老年人及冠心病、高血压病、肾功能低下、胃酸过多、胆道疾病的患者，盲目喝鸡汤只会进一步加重病情。

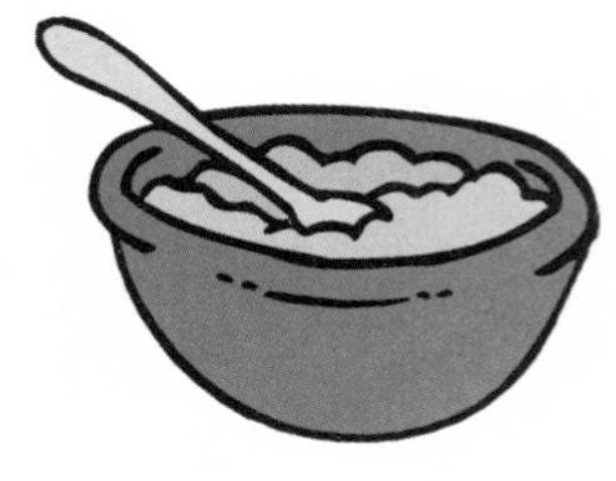

忌空腹食香蕉

营养学家说，香蕉内含有丰富的糖和纤维物质，具有利于消化和通便等功效。但空腹吃香蕉不利于健康，尤其是心脏功能不好的人。因香蕉富含镁离子，空腹吃大量的香蕉，可导致血液中镁与钙的比例失调，对心血管产生抑制。所以专家提醒，不要空腹时吃香蕉，一

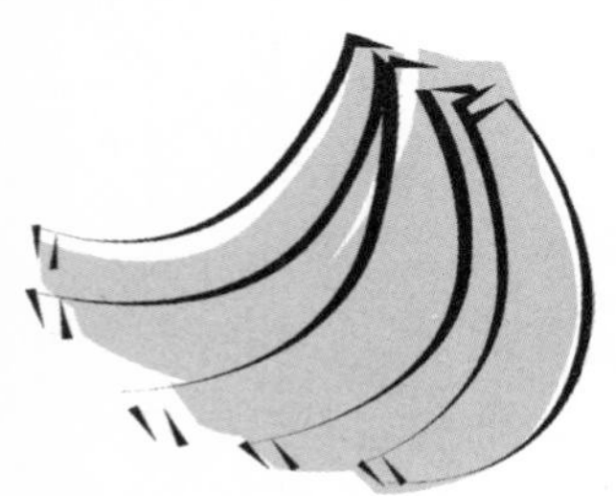

般应选择在饭后或不是饥饿状态时吃比较安全。

心肌梗死患者忌食辛辣食物

心肌梗死患者忌食的辛辣食物一般是指辣椒、鲜姜、葱、蒜、花椒等具有一定刺激性的食物。中医认为辛辣食物可助阳化热，耗灼津液，肠道津液少则易引起便秘。如果心肌梗死患者排便困难，则会导致排便时心肌耗氧增加，加重梗死症状。所以心肌梗死患者禁食辛辣食物，否则会引起不良后果，以至猝死。

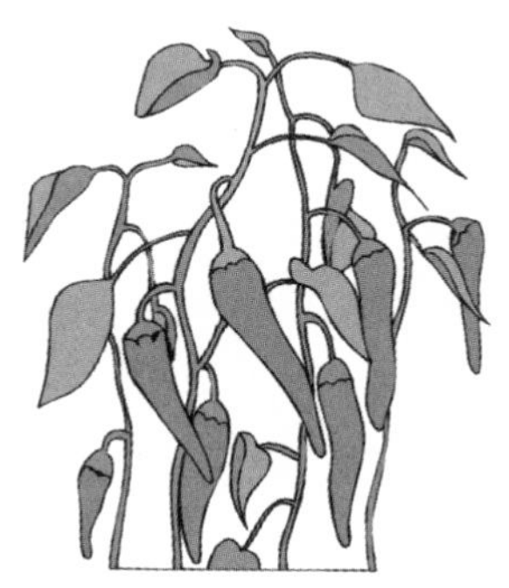

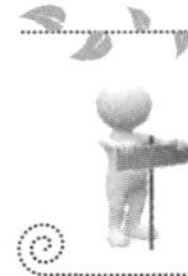

冠心病患者饮食方式宜忌

冠心病患者大多是中老年人，如果不从饮食方式上科学地行事，则会降低中老年人的消化功能和吸收功能，使中老年人出现营养不良，甚至导致一系列疾病。所以人过中年后，在饮食上要注意有异于青年人的饮食方式，尤其是患有冠心病的人更应注意其自身病情对饮食方式的制约。

吃饭忌过饱

冠心病患者进餐不宜吃得过饱，尤其是饭后容易发生心绞痛的人，更应引起警惕。因为吃过多的食物，特别是高蛋白、高脂肪食品，较难消化，会使腹部胀满不适，膈肌位置升高，增加迷走神经兴奋性，从而影响心脏的正常收缩和舒张。又由于消化食物的需要，饭后全身血液较多地集中在胃肠道，使冠状动脉供血更显不足，进一步加重心肌缺血、缺氧，容易诱发心绞痛、心律失常，甚至发生急性心肌梗死而危及生命。

晚餐过饱危险性更大,因为入睡后血液的流速较缓慢，如果晚餐进食脂肪较多，吃得过饱，血脂就会大大升高，增加血液黏稠度，从而较多地沉积在血管壁上，影响血管弹性。因此，专家们建议，冠心病患者应采取少食多餐的方法，每日吃 4~5 餐，每餐以八分饱为宜。

忌不吃早餐

虽说不吃早餐是所有人的禁忌之处，但对于冠心病患者尤为重要。研究表明，不吃早餐的人，血中胆固醇比吃早餐的人要高33%左右，吃早餐的人比不吃早餐的人，心脏病发作的可能性要小。临床也证实，早上起床后 2

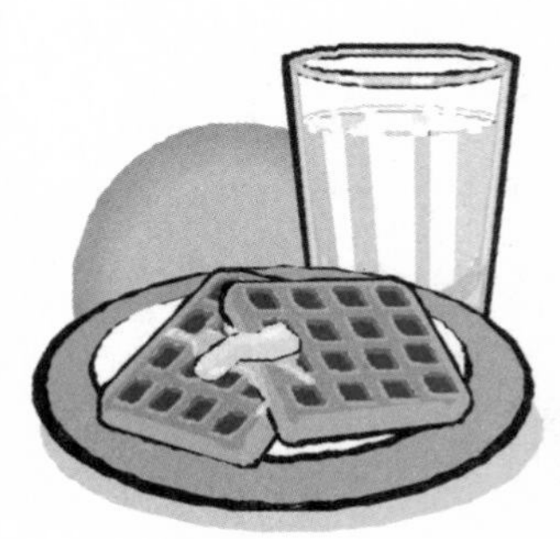

小时内，心脏病发作的机会比其他时间高1倍左右，这种情况可能与较长时间没有进餐有关。科学家在研究血液黏稠度及血液凝集问题时发现，不吃早餐的人血液黏稠度增加，使流向心脏的血液量不足，因而易引起心脏病发作。

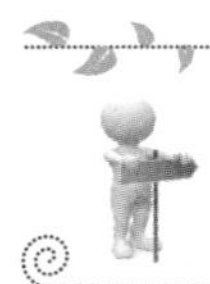

冠心病患者宜食的保健粥

我国古代医学文献中有很多有关保健粥治疗冠心病的记载。中医认为药物的作用是治疗预防疾病、保健强身、延年益寿，保健粥就具备了食物药物的功能。因为保健粥形如食品，性同药品，保健粥食品是药物以食物为载体，通过类似食物的烹调方法加工制作，使药物食物共同发挥一定效用的一种物品。它既不同以一般的食品，也不同于一般药品，它和食物一样具有色、香、味等感官性状，又具有药物服用安全、无毒、有效的要求。两者结合，相互协同，能达到药借食力，食助药功的目的。

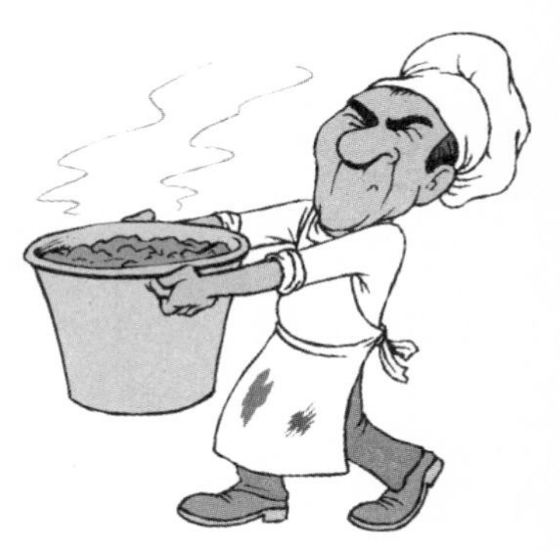

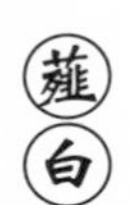

薤白粥

【配方】薤白10~15克（鲜者30~60克），葱白2茎，白面粉100~150克或粳米50~100克。

【制法】将薤白洗净切碎，与白面粉用冷水和匀后，调入沸水中煮熟即可；或改用粳米一同煮为稀粥。

【用法】每日均分为2~3次温热服，3~5日为1疗程。

【功效】降血脂，促消化，散瘀血。适用于高血压病、高脂血症、冠心病。

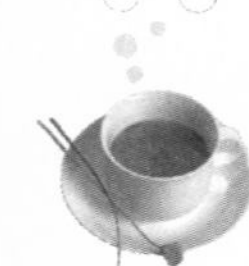

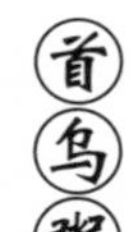

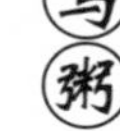

首乌粥

【配方】粳米100克，红枣3~5枚，制首乌30~60克，红糖或冰糖适量。

【制法】将制首乌煎取浓汁，去渣，与粳米、红枣同入砂锅内煮粥，粥将成时放入红糖或冰糖调味，再煮沸即可。

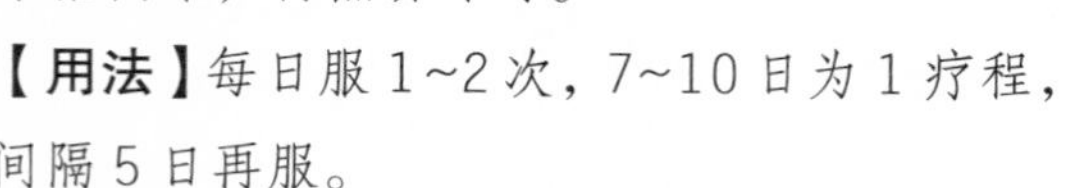

【用法】每日服1~2次，7~10日为1疗程，间隔5日再服。

【功效】降血脂，促消化，散瘀血。适用于高血压病、高血脂症、冠心病。

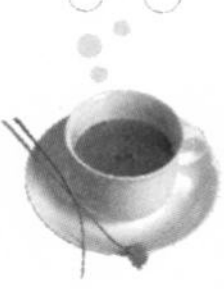

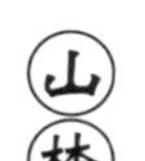

山楂粥

【配方】山楂50克，粳米100克，白糖适量。

【制法】先将山楂煎取浓汁、去渣，再加入粳米及适量开水熬粥，然后加砂糖调味即可。

【用法】当点心服用，但不宜空腹服用。

【功效】降血压，降血脂，促消化，散瘀血。适用于高血压病、高血脂症、冠心病、食积停滞者。

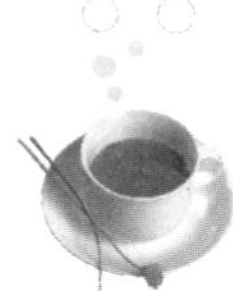

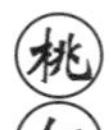

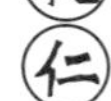

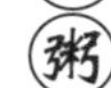

【配方】桃仁9克，粳米100克。

【制法】先将桃仁捣碎，加水研汁去渣，加粳米熬为稀粥。

【用法】每日1次，温服，7日为1疗程。

【功效】活血通经，散瘀止痛。适用于高血压病及冠心病患者，怀孕妇女及腹泻者不宜服用。

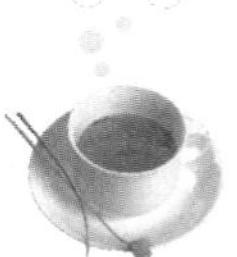

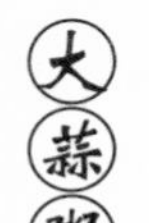

【配方】紫皮蒜 30 克，粳米 100 克。

【制法】置沸水中煮 1 分钟后捞出蒜瓣，再将粳米煮粥，待粥煮好后，将蒜再放入粥中略煮。

【用法】可早晚食用。

【功效】降血脂。适用于冠心病并发高脂血症、高血压病者食用。

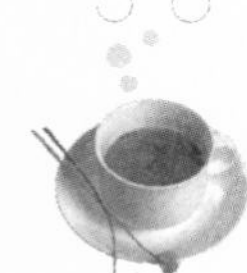

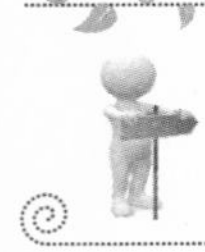

冠心病患者施粥治病宜忌

保健粥疗法简单易学，不受任何条件限制，不需要掌握高深的理论，只要通过实践，即可践行，达到防病治病的目的。保健粥疗法集医学理论、民间医疗经验，具有全科医学的优越性，只要运用得当，可收到明显的预防保健、防病治病作用。保健粥疗法强调对冠心病患者进行整体调理，有单纯药物所不及的疗效。更为重要的是保健粥疗法能将平时治疗寓于美食之中，长期坚持能达到其他疗法而达不到的疗效；对于无病之人还可以起到强身健体的作用。但冠心病患者的保健粥疗法要注意以下几点。

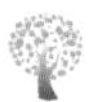

应辨证施粥

冠心病患者使用保健粥调养首先应辨证施粥，要在中医辨证论治、辨体施食的理论指导下，合理应用。因为食物和药物一样是禀受天地阴阳之气而生，两者均具有性、味、升降浮沉、归经，也称为药性和食性。因药性食性不同，作用也就各异。冠心病患者在施粥前应根据自身的病症、体质结合所处的地理环境、生活习惯以及季节的不同，正确地辨证、选药组方或选食配膳，做到“组药有方，方必依法，定法有理，理必有据”。只有这样才能达到预期调养的目的。

应因人施粥

冠心病患者使用保健粥要因人施粥，譬如中年时期是人的气血由盛转衰的转折时期，脏腑器官功能逐渐衰退，特别是肾精逐渐亏虚，加之生活、工作压力较大，使阴血暗耗，脏腑功能衰退，出现头昏、心慌、乏力、记忆力下降、性功能障碍等一系列亚健康的表现，甚则出现早衰。这一时期的保健粥应以调理气血为主。年龄过大的冠心病患者脏腑的功能已经衰退，常出现头昏、心慌、气短乏力、失眠多梦、食欲不振、健忘耳鸣、性功能减退、便秘等气虚血少、肾精亏虚、脾虚津枯、气虚痰凝、气虚痰瘀等一系列虚证及本虚标实证。这些冠心病患者的治疗保健粥用药宜选补精填髓、补益气血、壮腰健肾、益气活血一类的药。

需要注意的是，保健粥对冠心病调养确实有效，但不能操之过急，应细水长流，长期坚持。另外在选择保健粥时还要注意选择对冠心病有治疗作用的食物，如大枣、虫草、芝麻、莲子、鸡、鸭、鱼、茯苓、山药等。

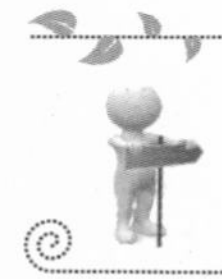

冠心病患者宜吃的药糖方

药糖疗法是指应用某些食物及药物与糖一起熬制成药糖，用于抗病强身的一种饮食疗法。药糖疗法可作为冠心病患者的辅助疗法之一，常服滋补药糖还可以起到保健强身、祛病延年的功效。冠心病患者在使用药糖方时，主要以冰糖为宜，因为冰糖性味平和，适应人群广泛，尤其是适合于中老年人。

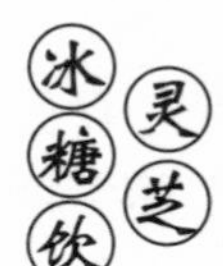

冰糖灵芝饮

【配方】 灵芝 150 克，冰糖 100 克。

【制法】 将灵芝、冰糖加水 500 毫升，煎煮取汁 300 毫升。

【用法】 每次服 10 毫升，日服 3 次。

【功效】 可用于冠心病调养。

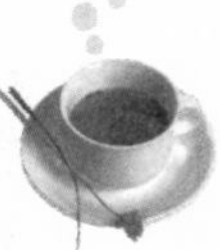

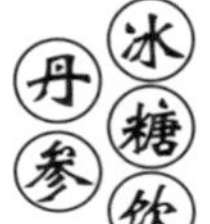

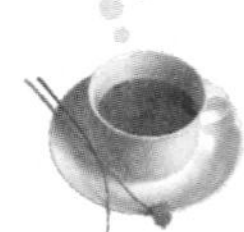

【配方】丹参30克，冰糖适量。

【制法】丹参入砂锅，加水300毫升，煎煮30分钟，去渣，加入冰糖。

【用法】睡前半小时服。

【功效】可用于冠心病调养。

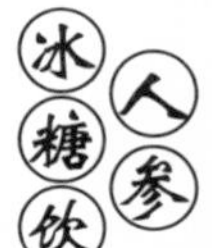

【配方】人参100克，冰糖500克。

【制法】上述用料加入适量水，煮20分钟。

【用法】每日分2次服用。

【功效】用于老年体弱、气血两虚的冠心病患者。

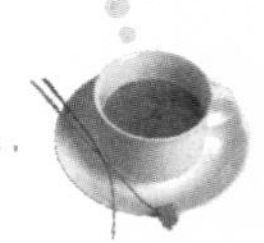

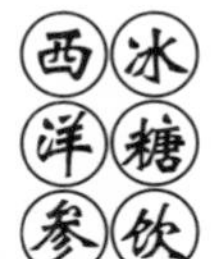

【配方】燕窝50克，花旗参15克，冰糖适量。

【制法】先将燕窝用清水浸泡发开，拣洗干净；花旗参切片连同燕窝、冰糖放入炖盅内，加入适量开水，盖上盖，放入锅内，隔水炖4小时左右即可。

【用法】日服2次，不可过量。

【功效】滋补提神，润肺养颜。可用于冠心病调养。

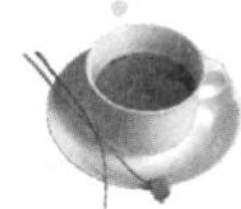

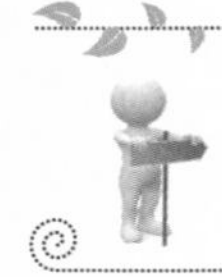

冠心病患者饮茶宜忌

茶能预防冠心病。这是因为茶叶中所含的维生素C、维生素E的量比一般水果高出5~25倍。茶多酚和茶碱等成分能改善微血管壁的渗透性能，有效地增强血管的抵抗能力，起到生物氧化剂的作用，防止血管壁物质的过氧化作用，从而防止血管硬化。现代医学研究也认为，茶叶具有抗凝血和促进纤维蛋白溶解的作用。茶叶中的咖啡因和茶碱，可直接兴奋心脏，扩张冠状动脉，增强心肌功能。茶叶也可以降低血液中的中性脂肪和胆固醇，使体内纤维蛋白的溶解作用增大，有效地防止血凝，不致造成血栓、血瘀而形成冠状动脉粥样硬化。

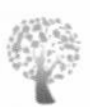

忌喝浓茶

茶能增强心室收缩，加快心率。浓茶会使上述作用加剧，血压升高，引起心悸、气短及胸闷等异常现象，严重者可造成危险后果。由于浓茶中含大量的鞣酸，会影响人体对蛋白质等营养成分的吸收，也会引起大便干燥，而大便干燥是冠心病患者的主要禁忌之一。所以，冠心病患者饮茶，应掌握清淡为好、适量为佳、即泡即饮的原则。

忌睡前饮茶

茶中含多量咖啡碱、茶碱，对心脏有兴奋作用，能引起心跳加快，甚至早搏，使病情加重。尤其晚上空腹喝浓茶，因为咖啡碱的作用，常会使冠心病患者精神兴奋，有人会因此一夜失眠到天亮，对冠心病患者而言，尤为值得注意。因此，睡前最好不要喝茶，以免影响睡眠。

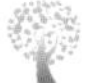

心肌梗死患者忌饮冷茶

心肌梗死患者中许多人有喝茶的习惯，但营养学家说心肌梗死患者不但要禁饮浓茶，而且要禁饮冷茶。这是因为冷茶在咽部可刺激迷走神经，引起迷走神经兴奋，导致心跳减慢，诱发心律失常从而加重本病。而不宜饮用浓茶是由于茶叶中含有少量茶碱，喝茶过浓，茶碱含量过高，会引起兴奋、失眠、心悸，加重疾病。因此主张心肌梗死患者最好不喝茶或仅喝清淡的绿茶。

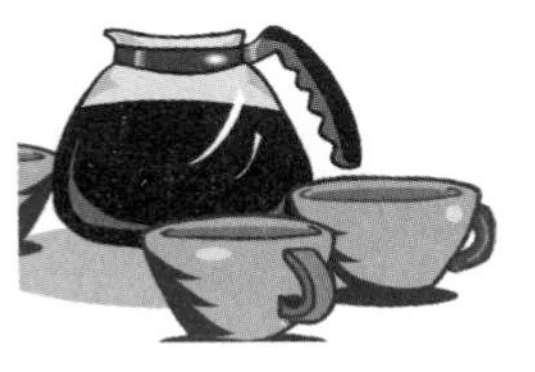

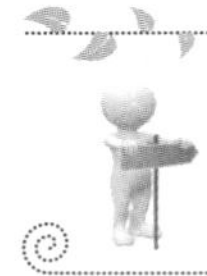

冠心病患者宜喝的保健茶

保健茶疗法是指应用某些中药或具有药性的食品，经加工制成茶剂以及饮、汤、浆、汁、水等饮料，用于防治疾病的一种方法。在我国古代医学文献中有许多保健茶治疗冠心病的记载，如《兵部手集方》说："久年心痛，十年五年者，煎湖茶，以头醋和匀，服之良。"可以说保健茶疗法经过几千年的不断发展，目前已逐步总结出许多对冠心病行之有效的茶疗处方，临床使用多有效验。冠心病患者不妨一试。

罗布麻冰糖茶

【配方】罗布麻叶 6 克，山楂 15 克，五味子 5 克，冰糖适量。

【制法】将上四味用开水冲泡。

【用法】不拘量，代茶饮。

【功效】主治冠心病、高血压病、高脂血症。

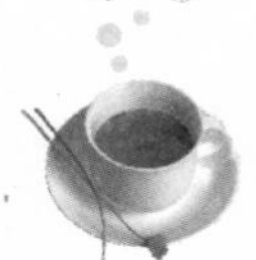

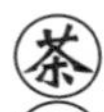
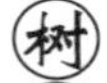
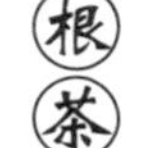

茶树根茶

【配方】10年以上老茶树根30~60克。

【制法】浓煎取汁饮服。

【功效】辅助治疗多种心脏病。一般服用3~7日后心悸、气短及睡眠不佳等即逐步改善，尿量增多，约3~5日后水肿开始逐渐消退，血压恢复正常，而胸透复查，心脏阴影较前有明显缩小或改善。

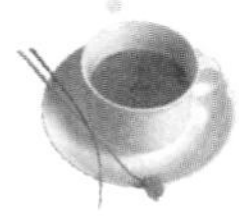

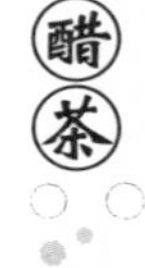

醋茶

【配方】茶叶，米醋。

【制法】将茶叶研成细末，用米醋调服。

【功效】清心、解郁、止痛。主治心痛之症，由火郁所致者尤宜。

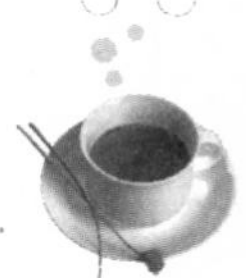

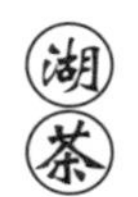

湖茶

【配方】龙井茶或紫笋茶6克。

【制法】煎汤，不宜久煎，少沸即止为好，和头醋分服。

【功效】下气去积、散瘀止痛。主治冠心病。

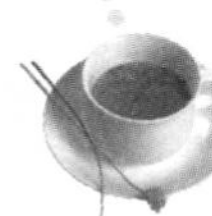

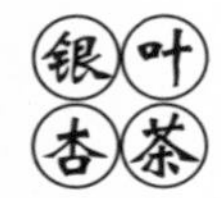

【配方】银杏叶 10 克。

【制法】置泡茶器具中，用沸水闷泡 20 分钟。

【用法】代茶饮服。

【功效】降脂、活血。主治冠心病。

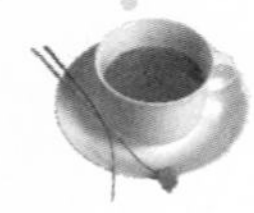

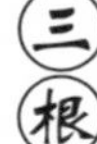

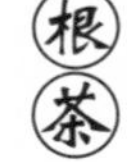

【配方】老茶树根 30 克，余甘根 30 克，茜草根 15 克。

【制法】水煎服。

【用法】每周服 6 天，连服 4 周为 1 疗程。

【功效】化痰利湿，活血祛瘀，行气止痛。主治冠心病、心绞痛、冠心病合并高血压等。

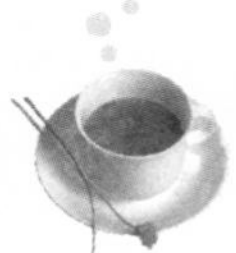

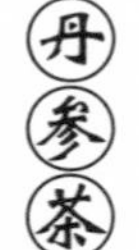

【配方】丹参 3 克、绿茶 3 克。

【制法】将丹参制成粗末，与茶叶以沸水冲泡 10 分种。

【用法】不拘时饮服。

【功效】活血化瘀，止痛除烦。可防治冠心病、心绞痛等。

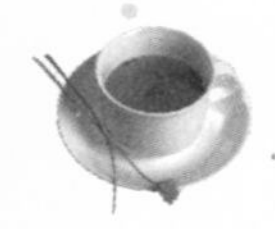

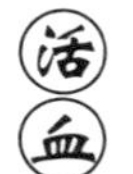

【配方】红花5克，檀香5克，绿茶1克，赤砂糖25克。

【制法】煎汤饮服。

【功效】活血化瘀。能降血压、降血脂及扩张血管等。主治冠心病、高血压病及防治脑血栓等。

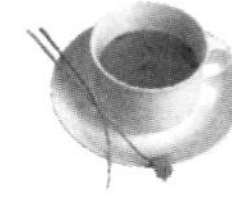

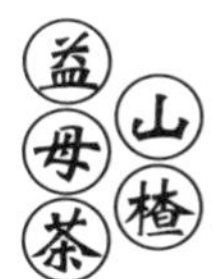

【配方】山楂30克，益母草10克，茶叶5克。

【制法】用沸水冲沏饮用。

【功效】清热化痰，活血降脂，通脉。主治冠心病、高血脂症。

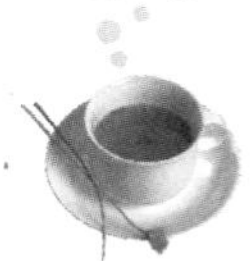

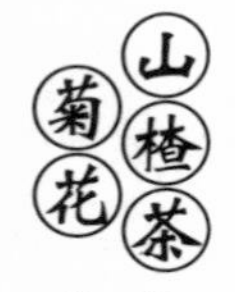

【配方】菊花10克，山楂10克，茶叶10克。

【制法】用沸水冲饮。

【功效】清热宁心，消食健胃，降脂。主治高血压病、冠心病及高脂血症。

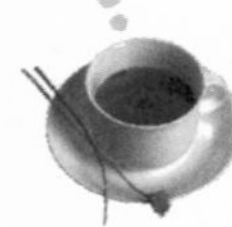

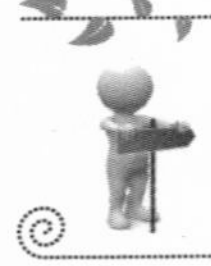

冠心病患者饮酒宜忌

李经理是一家高新科技公司的主管，为人豪爽，在酒席宴上前多半主动出击，对朋友、客户们的敬酒也一向来者不拒，有多少喝多少。他说喝酒如同为人，要的是个实诚。借着酒力，他谈成了一笔笔生意，也打拼出如今手里这个密密麻麻的网络客户来。他的酒量也今非昔比，跟喝白开水没什么两样。不过，身体的毛病也随着酒量的提升日渐增多：慢性酒精肝、冠心病、三酰甘油过高这些对身体构成危害的病症已经大摇大摆地造访他了，可他才35岁啊！而医生却说他的冠心病和其他的病都是喝酒惹的祸，如果不加注意还要有大的麻烦。为此医生告诫冠心病患者要注意以下几点。

 忌过量饮白酒

现代临床和实验研究证实，大量饮酒可增加心脏和肝脏的负担，大量酒精能直接损害心肌和血管内壁，造成心肌能量代谢障碍，抑制脂蛋白脂肪酶，促使肝脏合成前低密度脂蛋白，血中低密度脂蛋白（即 LDL，主要含胆固醇）消失减慢，三酰甘油上升，促进动脉粥样硬化的形成。另外因为酒精可使表皮血管扩张，心跳加快，血压波动，心肌供血减少，耗氧量增加导致心肌缺血缺氧而使病情加重。因此，冠心病患者应绝对禁止过量饮酒。

特别提醒

医学专家认为饮酒与冠心病死亡率的关系呈“U”字形，并认为轻度饮酒可以减少冠心病的死亡。少量饮酒可抑制血小板聚集，防止血凝而起预防心肌梗死的作用。研究人员对多名发生心肌梗死的患者进行的调查表明，少量饮酒能使心肌梗死发病的可能性有所减少。那么冠心病患者一般每次饮用多少酒为宜呢？冠心病患者一般来说每日饮 60 度白酒不超过 25 毫升；一般色酒、黄酒、加饭酒不超过 50 毫升；啤酒不超过 300 毫升。提出这个剂量的根据是，一个体重 70 千克的人，每小时肝脏最多氧化 15 毫升酒精（相当于 60 度白酒 25 毫升）。

宜适量喝黄酒

黄酒是我国传统酒类中具有民族特色的低度饮料酒。黄酒以糯米、粳米、黍米为原料，一般酒精含量为14%~20%，属于低度酿造酒。黄酒是世界上最古老的饮料酒之一，源于中国，且唯中国有之，与啤酒、葡萄酒并称世界三大古酒。据有关专家在临床治疗中发现，冠心病患者每天饮用少量黄酒后，胸痛程度明显减轻，发病次数也明显减少。有关人员曾选择了50位冠心病患者进行系统观察，结果发现，患者饮用黄酒5分钟后，其脉搏量、每分钟输出量、心脏指数、射血速率指数比饮酒前都有显著增加，对症状有不同程度的改善。常饮黄酒还可增强心肌的收缩力，因为黄酒中含有丰富的氨基酸和微量无素，对心肌营养代谢有良好的促进作用。黄酒最传统的饮法，当然是温饮。温饮的显著特点是酒香浓郁，酒味柔和。温酒的方法一般有两种：一种是将盛酒器放入热水中烫热；另一种是隔火加温。但黄酒加热时间不宜过久，否则会淡而无味。需要说明的是，黄酒虽对心脏有益，但也不宜过量饮用。

宜适量喝葡萄酒

“葡萄美酒夜光杯，欲饮琵琶马上催。醉卧沙场君莫笑，古来征战几人回。”一念到这脍炙人口的诗句，不由得就会回味起葡萄酒的美味和香甜。葡萄酒用葡萄酿造，含酒精、糖分，50%为葡萄汁，并含有甲酸、乙酸、苹果酸、琥珀酸、甘油、转化糖、葡萄糖、糖精、树胶等物质，色泽美，味道浓，富有营养，是世界各国常用在宴席上的珍饮。研究人员发现，适量喝葡萄酒能阻止冠心病的发展。这是因为葡萄酒中的多酚能抑制血管中的生长因子，从而防止血管中细胞增生，避免动脉硬化。葡萄酒中含有的维生素E、胡萝卜素类抗氧化剂，能清除导致血管老化和器官癌变的超级氧化物。不过医生也警告嗜好葡萄酒的人，尽管葡萄酒能保护心脏，但过量饮用会带来严重的副作用。

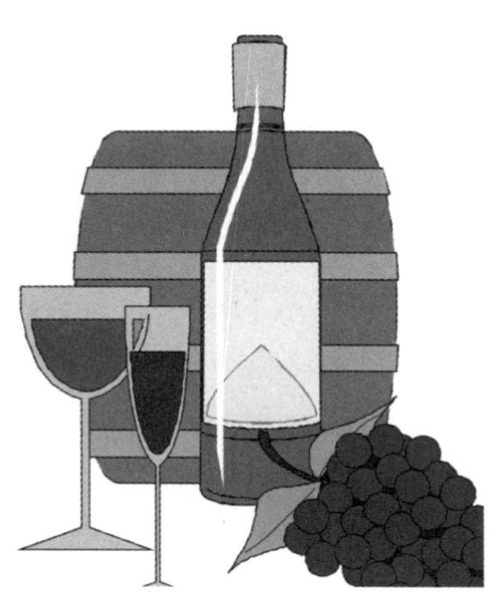

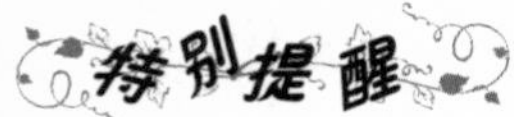

特别提醒

饮用混入大蒜汁的红酒可预防冠心病，这是国外医学家最近找到的一种颇有效的预防冠心病的方法。研究表明，红酒和大蒜都有降低胆固醇的功效，两者混合后不仅对降低胆固醇会起到双倍效用，而且其含的黄酮给能把附着在动脉壁上的脂质迅速驱除，从而预防冠心病发生。

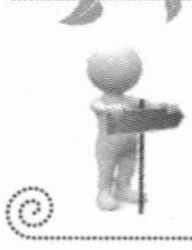

冠心病患者宜喝的保健酒

保健酒是古老而常用的制剂，它能“通血脉，厚肠胃，散湿气，消忧解怒”。这是因为酒可以浸出许多水不能浸出的有效成分，是极好的有机溶媒，多数药物的有效成分都可溶在其中。而以下保健酒有时比同样的中药煎剂、丸剂作用更佳，在防治冠心病方面有着更好的疗效。

冠心病酒疗方之一

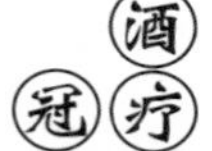
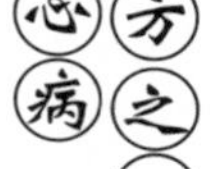

【配方】丹参、赤芍、川芎、红花、降香、首乌、黄精各 30 克，白酒 2500 毫升。

【制法】将各种药放入酒坛，倒入白酒加盖密封，每日摇晃 2~3 次，浸泡半月即成。

【用法】每日 1~2 次，每次 10~15 毫升。

【功效】活血祛瘀，养血安神。适用于冠状动脉以及心脏病患者，有胸闷、心绞痛反复发作者服用。

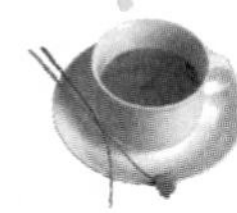

冠心病酒疗方之二

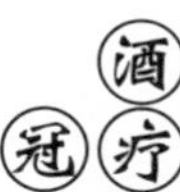
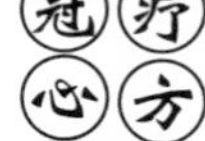
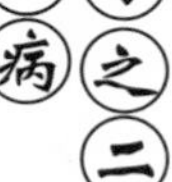

【配方】灵芝 150 克，三七、丹参各 25 克，白酒 2500 毫升。

【制法】把药洗净切片，放入酒坛中加盖密封，每日摇晃 2~3 次，浸泡半月即成。

【用法】每日两次，每次服 15~30 毫升。

【功效】治虚弱，活血化瘀。适用于神经衰弱、失眠、头昏、冠心病、心绞痛者服用。

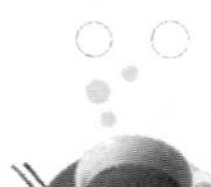
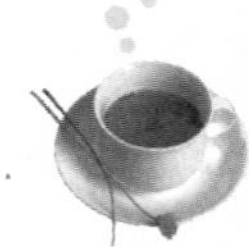

酒疗方之三 冠心病

【配方】枸杞子60克，黑芝麻30克（炒），生地黄汁50毫升，白酒1000毫升。

【制法】将枸杞子捣碎，与黑芝麻同置容器中，加入白酒，密封，浸泡20天，再加入地黄汁，搅匀，密封，浸泡30天后，过滤去渣，即成。

【用法】口服。每次空腹服20~30毫升，日服2次。

【功效】滋阴养肝，乌须健身，凉血清热。适用于阴虚血热、头晕目眩、须发早白、口舌干燥等症。

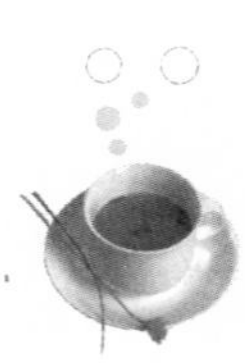

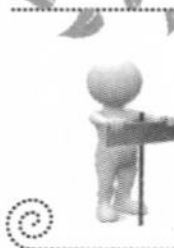

冠心病患者喝保健酒宜忌

冠心病患者一般应根据自身病情的需要、体质的强弱、年龄的差异、酒量的大小等实际情况出发，确定保健酒用量，一般每次喝15~30毫升为宜，酒量小的患者可将保健酒按1∶1~1∶10的比例与加糖的冷开水混合，再按量服用。有些患者，如患慢性肝肾疾病、高血压病、气管炎、肺心病、胃病、十二指肠溃疡及皮肤病的患者，要忌用或慎用。

冠心病患者要在医生指导下使用。另外需要说明的是，保健酒在医疗上不同于一般的酒，有规定的疗程，一般病除后，不应再服用。保健酒中虽也含有酒精，但服用量少，对人体不会产生有害影响。有一点应注意，选用保健酒要对症，不能拿保健酒当一般酒饮，有人以为补酒无碍，多喝一点没关系，这种认识是错误的。喝保健酒过量不但能醉人，而且会引起不良反应，所以不可以滥饮。

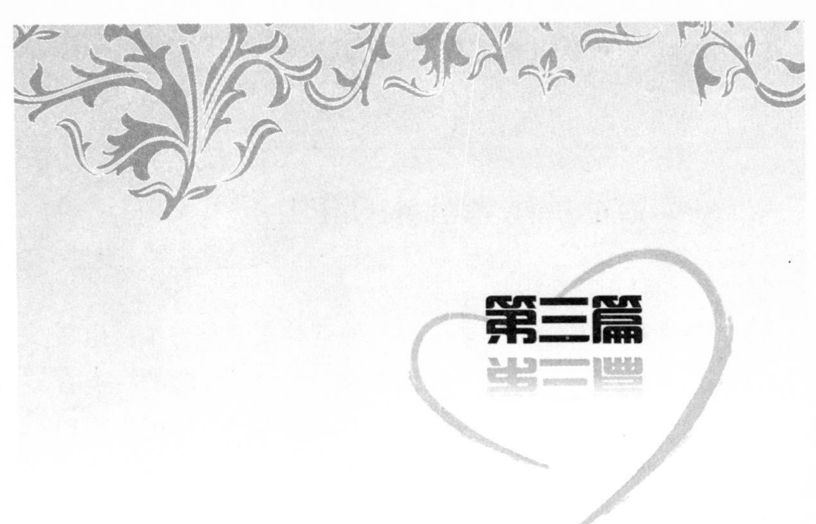

第三篇

第三篇

冠心病患者营养素补充宜忌

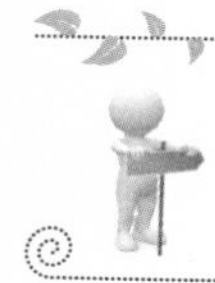

冠心病患者宜补的维生素

维生素是人体不可缺少的一种营养素，是“维持生命的营养素”。从生物化学概念来看，它们是这样的一类有机物：在人体内的含量很小，但生理作用很大，因为它们参与人体物质与能量代谢，调节广泛的生理与生化过程，从而维持了人体正常的生理活动。因此，有人把维生素称作“生命催化剂”。但它与我们熟悉的三大营养物质（蛋白质、脂肪、糖类）不同，其本身既不是构成人体组织器官的成分，也不能为人体提供能量，它主要参与人体内的生理调节过程。目前被公认的人体必需的维生素有 14 种。对于冠心病患者，宜应补的维生素主要有以下几种。

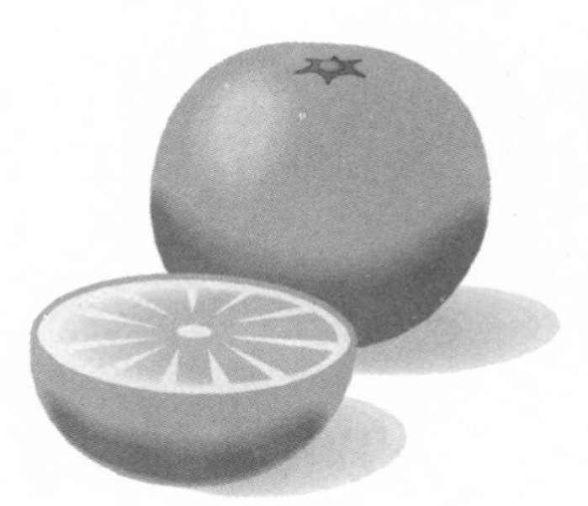

维生素 A

有人观察发现，如每日服足够的维生素 A（2500~15000 U），经 3~6 个月后，血液中的卵磷脂显著增加，并且胆固醇降至正常水平，十分有利于冠心病的预防。所以营养学家主张冠心病患者适量补充维生素 A。那么除了服用维生素 A 制剂以外，维生素 A 还存在于什么食物之中呢？维生素 A 存在于动物性食物中，各种动物的肝、鱼肝油、鱼子、全奶、奶油、禽蛋等是维生素 A 的最好来源；植物中的胡萝卜素吸收后，可在体内转变为有生理活性的维生素 A。胡萝卜素（维生素 A 原）来源于有色蔬菜，如绿叶蔬菜菠菜、芜菁叶、甜菜、萝卜叶；绿茎蔬菜芦笋、花椰菜；黄色蔬菜胡萝卜、甘薯、冬瓜、南瓜；黄色水果杏、桃、甜瓜等。胡萝卜、甜菜、杏子和黄甜瓜是获取维生素 A 原的首选，可以提供人体每日所需的全部维生素 A 原。

特别提醒

维生素通常按其溶解性分为两大类：一是脂溶性维生素；二是水溶性维生素。脂溶性维生素主要包括有维生素 A 、维生素 D、维生素 E 、维生素 K 。其在人体肠道内的吸收与脂肪存在有密切的关系，吸收后可在体内储存，过量则又容易中毒。水溶性维生素主要有维生素 B_1、维生素 B_2、泛酸、烟酸、维生素 B_6、生物素、叶酸、维生素 B_{12}、维生素 C 。这些水溶性维生素极易为机体吸收，具有吸收后不能储存的特点，组织达到饱和后，多余的随尿排出，一般不会造成中毒。

维生素 C

维生素 C 具有延缓动脉硬化、增加血管壁韧性的作用。2001 年美国《科学》杂志报道，维生素 C 能够影响心肌代谢，增加血管韧性，使血管弹性增加，大剂量维生素 C 可使胆固醇氧化为胆酸而排出体外。同时营养学家建议，冠心病患者补充维生素 C 最好以摄入食物中的维生素 C 为宜。如猕猴桃、柑橘、柠檬和紫皮茄子是含有丰富维生素 C 的食物。

维生素 D

研究显示 65 岁以上的妇女服用维生素 D，其冠心病死亡危险较未服用者降低近 1/3。也就是说血液中维生素 D 水平降低与心脏病发作危险增高相关。维生素 D 与冠心病死亡危险的关系的研究结果显示，在平均近 11 年的随访期间，有 420 例妇女死于冠心病，与未服用维生素 D 的妇女相比，服用者的冠心病死亡危险减少 31%。所以营养学家主张冠心病患者宜适量补充维生素 D。

维生素 E

维生素 E 与生育能力有关，因此也称抗不育维生素或生育酚等。20 世纪 50 年代以来，当人们逐渐揭开维生素 E 在人体中的奥秘时，备受人们重视的是维生素 E 的抗衰老和预防心、脑血管疾病的作用。科学家研究表明：血浆维生素 E 水平降低比高血压或高胆固醇更能预示即将发生冠心病。这是因为维生素 E 可以保护动脉血管，防止发生动脉粥样硬化。维生素 E 具有中和对人体有害的胆固醇的作用。这种观点，科学家通过临床实验得到了证实，连续几天让有高胆固醇血症的人每天服用 400~800 U 的维生素 E 之后，这些人血液中低密度脂蛋白胆固醇的含量就已降到能够对动脉血管构成损害的水平以下，从而减少动脉粥样硬化的发生。所以在日常饮食中，可以多食富含维生素 E 的绿叶蔬菜以补充体内维生素 E，这不失为减少心、脑血管疾病发病危险的良策。含维生素 E 丰富的食物有：黄豆、杏仁、向日葵子、全麦、小麦胚芽、花生、芝麻、桃仁、动物肝等。

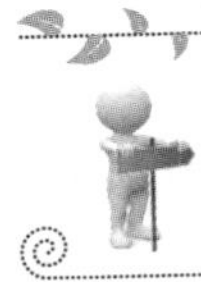

冠心病患者补矿物质宜忌

人体所含各种元素中，除碳、氢、氧、氮主要以有机化合物形式存在外，其他各种元素无论含量多少统称为矿物质。营养学家说，矿物质在人体中仅占 3.5%，而它在生命过程中起的作用却是不可估量的。因为宇宙间的一切物质，无论是有生命的，还是无生命的，都是由元素参与构成的，尤其是矿物质，它在人生命过程中起着重要作用，参与人体组织构成和功能形成，是人体生命活动的物质基础。矿物质与有机营养素不同，它们既不能在人体内合成，除排泄外也不能在体内代谢过程中消失。所以科学家说从生命诞生的第一天起，人体中就形成和溶解参与新陈代谢的各种矿物质，它会伴随我们每个人度过一生，也就是说矿物质是人体不可缺少的。人体内约有 50 多种矿物质，我们经常提起的人体所需的矿物质有钙、镁、钠、钾、磷、硫、氯、铁、铜、锌、硒等，而这些矿物质的功能各不相同，在人体内有不同的作用。

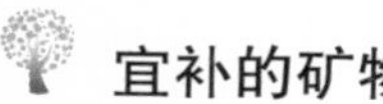

宜补的矿物质

矿物质和冠心病的发生有明显的关系。如铬、锰、锌、钒、硒的摄入量减少，铅、镉、钴的摄入量增加，均可增加发生冠心病的危险性。铜可诱发动脉粥样硬化，铅、钡均与冠心病的发病率呈正相关，它们可引起血压升高、高胆固醇血症，进而促进动脉粥样硬化。近年的研究表明，多吃含镁、铬、锌、钙、硒元素的食品，可以有效预防冠心病。这是因为镁可以影响血脂代谢和血栓形成，促进纤维蛋白溶解，抑制凝血或对血小板起稳定作用，防止血小板凝聚。近年的研究还表明，膳食中的钙含量增加，可预防高血压及高脂膳食引起的高胆固醇血症。补硒能够抗动脉粥样硬化，降低全血黏度、血浆黏度，增加冠脉血流量，减少心肌的损伤程度。

忌摄钠（盐）过多

目前普遍认为，钠（盐）摄入量对促进冠心病的发展起着一定的作用。生活中限制钠盐的摄入，对冠心病合并高血压者尤为重要。食盐的摄入量每天应控制在5克以下，可随季节活动量适当增减。例如：夏季出汗较多，户外活动多，可适当增加；冬季出汗少，活动量相应减少，应控制盐的摄入。对于冠心病患者，限制食盐可作为一种非药物性治疗手段，要长期坚持。

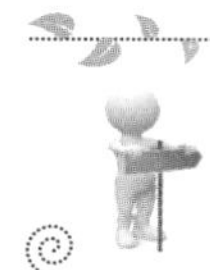

冠心病患者饮水宜忌

水是与生命最为紧密相关的物质，水是一切生物生存的必要条件，是人体组织中不可缺少的成分，是一种非常重要的营养素。人之所以会衰老，主要起因于动脉硬化。如果三大营养素在体内生化反应不够充分，便会使糖、胆固醇、三酰甘油以及一些矿物性的盐分沉积在血管壁上，促使动脉硬化而导致老化。如果动脉发生硬化，血管弹性下降，血液循环便无法顺利进行，输送氧气和营养物质发生障碍，也无法正常地排除沉积在血管壁上的废物，最终使各组织器官功能降低，引发衰老现象。为了使

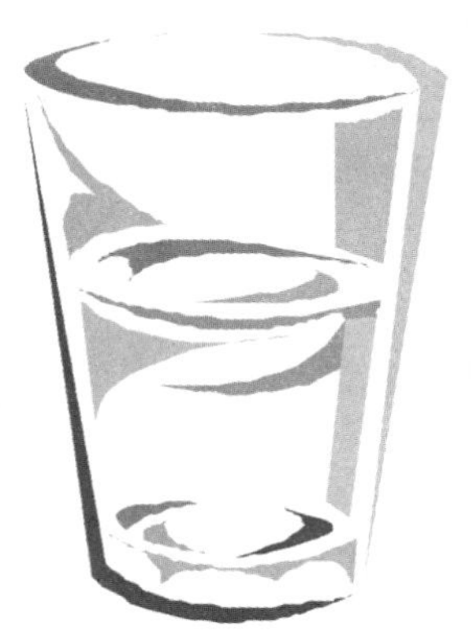

新陈代谢顺利进行，保持心、脑等器官组织处于正常的功能状态，必须使体内保持足够的水分。所以说科学饮水是冠心病患者保健的主要内容之一。

宜补水的时段

根据医学统计，心绞痛、心肌梗死多在睡眠时或早晨发作。其原因除了人在夜间血压下降以及其他人为因素外，与摄入水分少，加之老年人的肾脏浓缩功能减退，夜尿多，水液随之消耗较多也有关。夜间缺水会使血液黏稠度升高，使原有粥样硬化的血管更易发生栓塞，易造成心肌出现急性供血不足。所以医生建议，冠心病患者以下时间要补水。

（1）睡前：据专家研究，心脑血管缺血性疾病的人，睡前饮一杯水，有助于预防心肌梗死及脑梗死。

（2）半夜：中老年人心肌梗死和脑梗死（由心血管和脑血管血流不畅或停滞所致）常发生于天快亮和起床后二三小时的时候。因此，建议冠心病患者半夜也应当补充水分。

（3）起床后：早晨起床后，首先饮一杯水（200 毫升左右），可及时稀释过稠的血液，促进血液流动，有预防脑血栓、心肌梗死等疾患发生的作用。

宜喝硬质水

学过化学的人都知道，水有硬水与软水之分。因为水是一种很好的溶剂，天然水与地面上或地面下的土壤、矿物质接触，溶解了许多杂质，因此水里通常都含有溶于水的碳酸氢钙、碳酸氢镁和硫酸氢镁等盐类。人们把含碳酸氢钙、碳酸氢镁和硫酸氢镁较多的水称为“硬水”，反之则称为“软水”。国外科学家经过研究，认为水质硬度影响冠心病的发病率，从目前国内资料也可以看出，饮水的硬度与冠心病的发病率、病死率负相关，即软水地区的冠心病发病率、病死率均较高。

忌喝冰冻冷饮

冠心病患者不宜喝冰冻冷饮。因为喝冰冻冷饮容易引起胃黏膜血管收缩，刺激胃肠，使胃肠的蠕动加快，影响消化，甚至引起肠痉挛，导致腹痛、腹泻。夏天，正常人在空腹的情况下大量喝冰冻冷饮，尤其是带甜味的冷饮，胃病自然不请自来。对于老年人来讲，尤其是有冠心病、心血管疾病的人，喝冰冻冷饮除了引起胃部不适，可能还会引起心脏、脑血管的痉挛，从而引发心绞痛、脑卒中等。因此，老年人和患有冠心病的人一定不能喝冰冻冷饮。

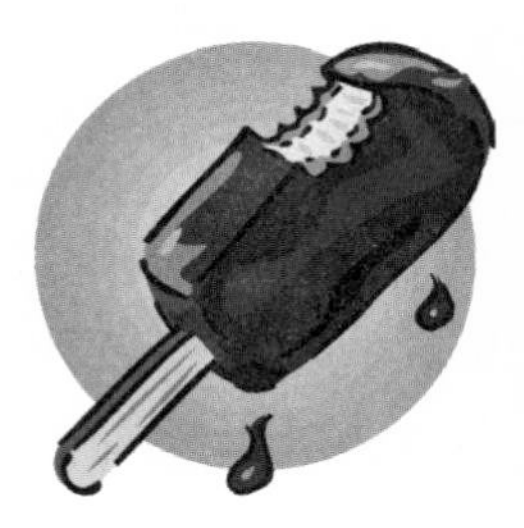

忌喝水不足

调查显示，口渴了才喝水是许多冠心病患者的饮水习惯，而且许多人喝水时往往忽略了水的营养及保健功能，仅仅停留在“喝水就是为了解渴”的层面。要知道水参与整个人体的物质代谢和能量代谢活动，可以说缺了水生命活动就将停止，人就无法生存。只有让细胞喝足水、喝好水，人体才能健康。这一点尤其是对于冠心病患者非常重要，因为冠心病患者缺水致血黏度增高达到一定程度时，可出现血凝倾向，导致缺血或心脑血管堵塞，严重时可引起心肌梗死或脑卒中。而水可以稀释血液，并促进血液流动，故冠心病患者平时要养成多喝水的习惯，忌喝水不足。

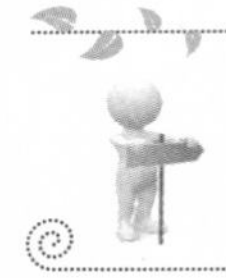

冠心病患者食用脂类宜忌

脂类是脂肪、类脂的总称。我们在饮食中摄取的脂肪，其实包括油和脂两类。一般把常温下是液体的称作油，如菜籽油、大豆油、花生油等，而把常温下是固体的称作脂，如羊油、牛油、猪油等。并不是所有植物脂肪都是油，如椰子油就是脂；并不是所有动物脂肪都是脂，如鱼油便是油。

宜补鱼油

目前市场上出售的深海鱼油就是冠心病患者宜于补充的保健佳品。深海鱼油中含有丰富的不饱和脂肪酸DHA（二十二碳六烯酸）和EPA（二十碳五烯酸），尤其是深海冷水鱼油中含量更高。DHA和EPA能有效降低胆固醇，防止血液凝集、动脉硬化及高血压，降低血黏度，促进血液循环及消除疲劳，预防脑出血、冠心病、脑血栓和老年痴呆。事实也是如此，据有关资料说，爱斯基摩人生活在北极，他们常年吃的是鱼肉和鱼油，他们的胆固醇都不高，而且患冠心病的也极少。

特别提醒

在结构上，脂肪是由甘油和脂肪酸组成的三酰甘油，其中甘油的分子比较简单，而脂肪酸的种类多，不同食物中的脂肪所含有的脂肪酸种类和含量不一样，因此脂肪的性质和特点主要取决于脂肪酸。自然界有40多种脂肪酸。脂肪不分为有益和无益，只要适量吸取，所有养分都是人体需要的。

宜补卵磷脂

卵磷脂是目前市场上一种很受宠爱的保健品。事实上，饮食适当时，人体肝脏会产生一种像腊的物质，称为卵磷脂，它能将胆固醇分解为可进入组织的微粒。所以当卵磷脂不足时，胆固醇无法被分解，就会留在血液及动脉壁内。卵磷脂本身能有效地降低胆固醇，饮食中卵磷脂摄取不足时，奶油、蛋或其他含胆固醇食物，才会增加血液中的胆固醇。可以说，卵磷脂是天然清道夫，能使血管中的胆固醇和中性脂肪乳化排出，可以改善和预防动脉硬化、高血压病、心脏病、脑卒中等，延缓衰老，提高人体免疫力。此外，卵磷脂还具有保护皮肤、抑制老年斑、促进脂溶性维生素吸收的作用，还能防治胆结石，甚至可以控制体重。

忌食高脂食物

生活中食用大量的脂肪对于冠心病的形成与发展有极为不利的影响。冠心病患者日常脂肪的摄入量应限制在总热量的30%以下，并且要以植物脂肪为主，并应忌用或少用全脂乳、奶油、蛋黄、肥猪肉、肥羊肉、肥牛肉、肝、黄油、猪油、牛油、羊油。尤其是要禁忌食用高胆固醇食物。因为流行病学调查表明，年龄在45~60岁之间的人群中，血胆固醇高者比血胆固醇正常的，心脑血管发病率要高出4.5倍。因此，防治血胆固醇增高，对降低冠心病的发病率有着积极的意义。而胆固醇这种人体内的脂类物质，其中一部分来自食物，一部分是身体自制。所以限制食用高脂食物是防治冠心病的一个重要方法。

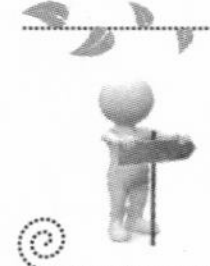

冠心病患者吃油的宜忌

食用油可分植物性与动物性两大类。食用油有改善食物味道，提供大量热能及脂溶性维生素和必需脂肪酸的作用。动物性脂肪主要为饱和脂肪酸且含有一定量的胆固醇，可使人的血脂增高。植物性脂肪中含有大量的不饱和脂肪酸，不含胆固醇，有改善血脂的作用。故通常情况下冠心病患者烹调应多选择植物油。动物性食品特别是畜禽类含有丰富的脂肪和胆固醇，冠心病患者不宜过多食用。

宜食用橄榄油

橄榄油的脂肪酸中80%以上为不饱和脂肪酸，富含维生素A、维生素D、维生素E等，是一种营养价值很高的食用油，经常食用对身体大有裨益。食用橄榄油不增加人体内血液中胆固醇总量，且能提高血中高密度脂蛋白的含量，从而延缓血管粥样硬化过程，可以减少心肌梗死的危险性。另外，橄榄油可以阻止血小板的聚集，使动脉血栓难于形成，可用来防治心血管病。地中海沿岸国家，特别是希腊克里特岛上的人们喜食橄榄油，因此，那里由心血管疾病造成的死亡率极低。在所有的食用油中，橄榄油最易被肠道吸收。长期食用橄榄油可防治便秘，这对冠心病和高血压病患者甚为重要，因为由于大便干燥在排便时腹压急剧增加而导致心肌梗死和脑卒中的发生屡见不鲜。

宜食用红花籽油

红花是贵重中药材之一，有活血、通经、逐瘀、止痛之功效。红花籽既可作为油料制取食用油，又可为医用。

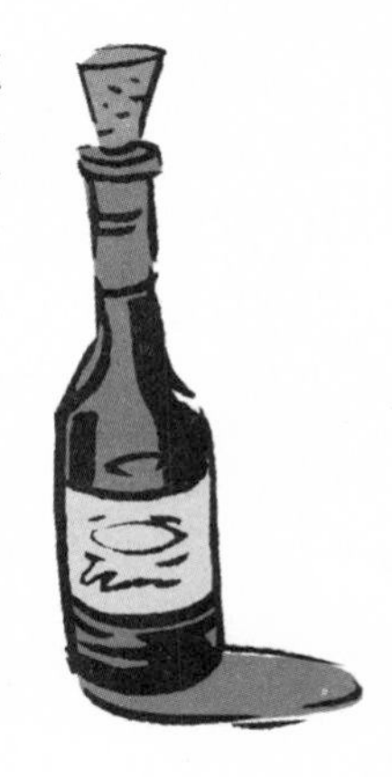

用红花籽榨的油，是优质的食用油。红花籽油很容易被人体所吸收。它本身不含胆固醇，而且其脂肪酸组成是以油酸和亚油酸为主的不饱和脂肪酸，它还含有丰富的维生素 E 等。它的亚油酸含量是所有已知植物油中含量最高的，被营养界公认为“亚油酸王”。世界卫生组织的调查结果表明：以红花籽油为主要食用油的人群，心血管系统疾病发病率极低。实践也证实红花籽油对于降血压、抗衰老和降低血胆固醇等有一定效果。因此，红花籽油已成为冠心病患者理想的食用油。另外由于红花籽油在加工提取过程中未进行化学处理，天然成分未被破坏，因而它是新世纪健康人群理想的烹调用油，也是迄今为止，油脂中最适合人体健康的食用油之一。

宜食用米糠油

米糠油是一种保健性食用油，其营养价值超过豆油、菜籽油等。米糠油除具备米糠中的营养物质外，其脂肪酸的组成比较合理，其所含亚油酸、油酸的比例为 1∶1。而营养专家认为油酸和亚油酸的比例 1∶1 为佳，这样的油脂具有较高的营养价值。另外由于米糠油中不仅含有大量的亚油酸等不饱和脂肪酸，还含有丰富的维生素、磷脂等。米糠油确实能有效地缓解心脏疾患，其有效性表现为可降

低血中低密度脂蛋白胆固醇的浓度，使高密度脂蛋白胆固醇有所上升。有资料表明，食用米糠油一段时间后人体血清胆固醇能明显降低。

合理食用花生油

花生油淡黄透明，色泽清亮，气味芬芳，滋味可口，比较容易消化。花生油含不饱和脂肪酸80%以上（其中含油酸41.2%，亚油酸37.6%）。另外还含有软脂酸、硬脂酸和花生酸等饱和脂肪酸19.9%。冠心病患者吃花生油，可使人体内胆固醇分解为胆汁酸并排出体外，从而降低血浆中胆固醇的含量。另外，花生油中还含有磷脂、维生素E、胆碱等对人体有益的物质。经常食用花生油，可以防止皮肤皱裂老化，保护血管壁，防止血栓形成，有助于预防动脉硬化和冠心病。花生油中的胆碱，还可改善人脑的记忆力，延缓脑功能衰退。经常吃花生油能有效地补锌。虽然说吃花生油有许多好处，但是花生油非常油腻，常吃花生油容易上火，尤其是对于冠心病患者来说，夏天不宜食用。

忌吃菜籽油

国内外不少心血管专家对心脏病患者的调查表明，冠心病患者不可多吃菜籽油，这是因为菜籽油含有40%的芥酸。对于正常人，芥酸并不可怕，对于心脏病患者可造成“心肌脂肪沉积”现象，直接危害身体健康。所以，患有各类心脏病，尤其是冠心病、高血压病的患者在日常吃油时，应尽量少吃或不吃菜籽油。这也是联合国粮农组织及世界卫生组织对菜籽油中芥酸含量做出限量的原因。

特别提醒

花生油越新鲜越好，因为花生油的香味物质在制油过程中，以吸附方式存在于油中，而这种香味物质易挥发或分解。如果花生油放置久了，就会自动氧化、分解，香味逐渐淡化直至消失，同时酸值也会上升，过氧化物增多，口感变差，营养成分破坏。所以说健康人也不宜吃长期存放的花生油。

忌吃油过量

食用油属于脂肪类物质，食用油吃少了有损健康，吃多了同样有损健康。据调查，许多城镇居民炒菜时不注意用油量，盲目追求口味，大量放油，烹饪出的菜肴全部浸在油中，有相当多的人每日食油超量。事实上也是如此，中国营养协会说目前全国人均年消费食用植物油已达 15 千克，折算后平均每人每天消费食用植物油 41 克，远远高出中国营养学会推荐的每人每天 25 克的建议量。所以说目前我国国民吃油过量是普遍存在的事实，尤其是城镇居民。

由此可见，冠心病患者生活中只有对油脂的摄入量严加控制，才能保证自身的健康。

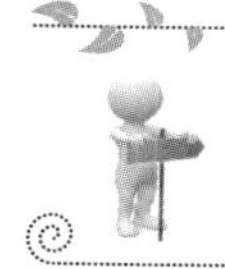

冠心病患者食用糖类宜忌

什么是糖？可能有人觉得奇怪，这样的问题还需要问吗。其实许多人理解的糖和营养学所说的糖还真的不相同。具体来说，糖的概念有广义和狭义之分。广义的糖是指所谓的碳水化合物，包括单糖、双糖和多糖类，有甜味的糖和没有甜味的淀粉，平常我们吃的主食如馒头、米饭、面包等都属于广义的糖类物质；狭义的糖是指精制后的白糖、红糖、冰糖和糖浆等。糖不可缺少，但也不可以多吃，尤其是心、脑血管病患者或老年人。我国人民的饮食结构是以米、面为主食，这类食物中含有大量淀粉，是人体糖类营养素的主要来源。这些淀粉经消化、分解以后即可转化为人体需要的葡萄糖。

宜多食膳食纤维

膳食纤维实际上也属糖类物质。冠心病患者宜增加饮食中膳食纤维的含量。由于膳食纤维不能被人类胃肠道的酶所消化，不提供热量，再加上膳食纤维有保留水分的作用，使膳食纤维在胃肠道中所占体积增加，能使胃排空时间延长，小肠蠕动增加，使食物在小肠中停留时间缩短，从而使能量吸收减少。有些水溶性膳食纤维和木质素能与胆固醇结合，使胆固醇的排出增加。膳食纤维还能与胆汁盐结合，一方面使脂肪和胆固醇吸收减少，另一方面使胆汁盐的肠肝循环减弱，使体内由胆固醇合成胆汁的活动加强，血脂及血清胆固醇水平因而降低。

特别提醒

膳食纤维在预防人体的某些疾病方面起着重要的作用。但到底从哪里找膳食纤维呢？我们日常吃的膳食纤维大多是来自于蔬菜、水果和粮食的植物性纤维素。膳食纤维主要存在于玉米麸皮、小麦麸皮、大豆、甜菜和魔芋等食物之中。

忌过量吃精制糖

从数量上说，通过正常饮食摄入的糖类已足够人体代谢需要，或已经超过人体的需要；这时，如果再在食物中加入蔗糖，或正餐之外过多地吃甜食、糖果等，就会使摄入的糖类在肝脏合成过多的脂类，造成体内脂肪堆积和血脂增高，并进一步引起动脉粥样硬化、冠心病及脑血栓等。国内科学家也研究了糖消耗量与心、脑血管疾病的关系，发现心、脑血管疾病的发病率、死亡率与食糖的消耗量呈正相关。日本的调查也得出一致结果。有的学者甚至指出，过多的吃精制食用糖，对身体的危害不亚于严重吸烟，因而有人把过量食用精制糖称为甜蜜的白色“毒药”。所以医学家认为，冠心病、高血压病等心、脑血管病患者及老年人所需的糖应主要来源于谷类食品，不宜过量食用精制糖。

宜适量食用红糖

虽说冠心病患者不宜过量吃精制糖，但现代医学研究认为，人体微量元素铬和锰缺乏是动脉硬化的因素之一。与铁、铜、锌等元素相比，人们对铬是比较陌生的，其实铬是维持人血液中糖和脂肪正常代谢的一种基本物质，与人体健康密切相关。医学研究发现，三价的铬进入人体及动物体内后，吸附在细胞膜及组织上，并能通过形成有机化合物或铬合物发挥生物学活性，参与糖类、脂肪（特别是胆固醇）及氨基酸的合成代谢，协助胰岛素发挥作用。铬摄入量不足就会导致糖耐量降低，不能将葡萄糖充分利用及储存起来，会使血糖升高；会导致动脉粥样硬化，使动脉失去弹性，管腔变窄，甚至阻塞。因此，三价铬已被列为人体必需的微量元素。那么铬主要存在于什么食物之中呢？红糖中含较多的铬，其含量比白糖含铬量高6倍（这也许是红糖有着独特作用的缘故）。现在人们普遍缺铬，成为冠心病发病率及死亡率较高的原因之一。所以说适量吃红糖能预防冠心病。

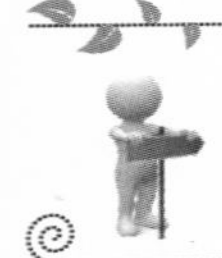

冠心病患者补蛋白质宜忌

1838年荷兰科学家格里特发现了一种特殊的物质，有生命的东西离开了它就不能生存。后来发现它就是我们今天所说的蛋白质。从宏观的角度讲，蛋白质是构成我们人体组织和结构最重要的物质，如皮肤中的角蛋白、肌肉中的肌蛋白，以及内脏、大脑中的蛋白质等，成年人体重的约16%是蛋白质。从微观的角度来说，蛋白质是构成细胞的主要成分，就像是人体的基本支架。蛋白质的重要性很多人都知道，但它在人体内到底发挥什么样的作用呢？概括来讲，主要是组织构成和修复作用、调节机体生理功能作用和供能作用。

吃蛋白质宜适量

蛋白质是维持心脏功能必需的营养物质，能够增强抵抗力，但摄入过多的蛋白质对冠心病不利。因蛋白质不易消化，能够加快新陈代谢，增加心脏的负担。有学者观察，过多地摄入动物蛋白，反而会增加冠心病的发病率，所以蛋白质应适量。冠心病患者宜适量食用富含蛋白质的食物，如：牛奶、酸奶、鱼类和豆制品等，此类食物对防治冠心病有益。

宜食用大豆蛋白

研究表明：冠心病患者少食用动物蛋白，多食大豆蛋白可有效地降低总胆固醇值以及中性脂肪、低密度脂蛋白的指标，还可以提高对身体有益的高密度脂蛋白（HDL）的数值。那么，大豆蛋白存在于什么地方呢？日常饮食所摄取的豆腐等食品中就含有丰富的大豆蛋白。

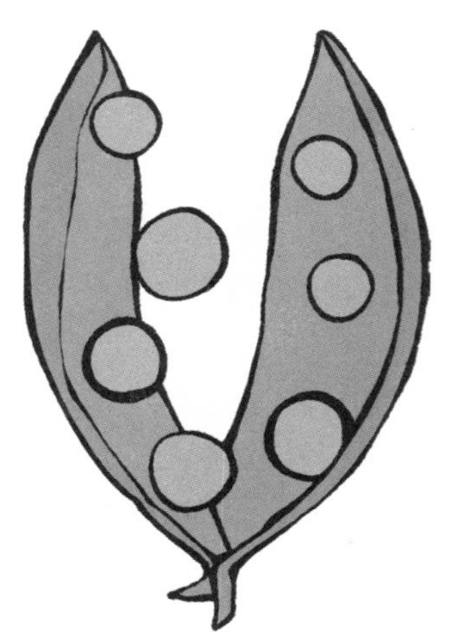

第四篇

冠心病患者运动宜忌

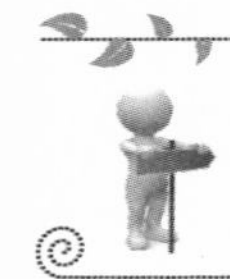

科学运动有益于预防冠心病

运动有助于预防冠心病。特别是对于中老年人来说，运动可以促使冠状动脉保持良好的血液循环，有足够的血液供给心脏，从而对预防冠心病起着良好的作用。运动能加速全身血液循环，调整全身血液分布，消除瘀血现象，从而可预防静脉内血栓形成。运动能促进新陈代谢，控制体重，减少脂肪存积。这对预防冠心病、糖尿病有积极作用。适当的运动还能增进食欲，使消化吸收功能较差、体重不足的虚弱者改善体质。

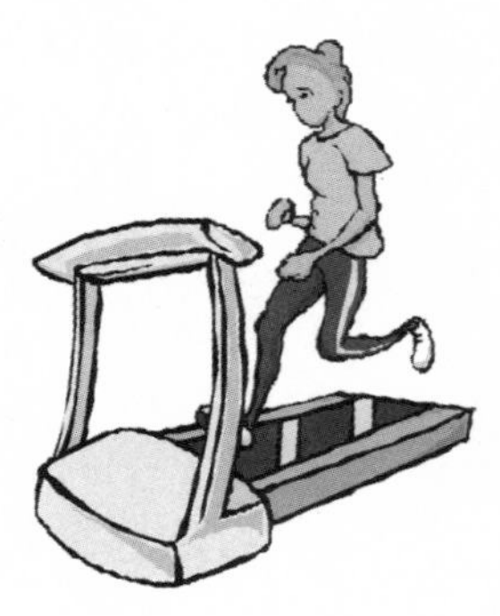

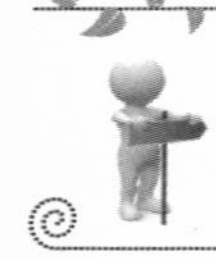

科学运动益于冠心病的治疗

运动有益于冠心病患者的治疗。适量科学的运动可提高心脏对体力的适应能力，减轻甚至消除冠心病患者经常出现的心肌供血不足，预防冠状动脉的痉挛；可有效减少血流阻力，改善血液循环和心肌的供氧。早期的冠心病，冠脉的“侧支循环”不完善，所以常引起相应心肌缺血；随着严重缺血的出现就会发生心肌梗死，或者引起严重心律失常导致猝死。随着病程延长，科学的运动在缓解冠状动脉粥样硬化的同时，可使“侧支循环”数量增多，使得相应心肌缺血明显改善，冠心病的病情也日趋好转。对心肌梗死的患者可早日促进冠状动脉侧支循环的形成。所以患了冠心病后，为促进侧支循环，应在医生指导下进行适当运动。

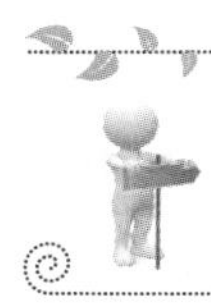

冠心病患者的运动宜忌

冠心病患者的运动要本着量力而行、循序渐进的原则，并进行自我监测，也就是说按照医生开具的运动处方来进行运动，包括运动类型的选择、运动时间的安排和节奏、力度等规定。冠心病患者要避免在运动中做推、拉、举之类的静力性力量练习或憋气练习。应该选择那些有全身性的、有节奏的、容易放松、便于全面监视的

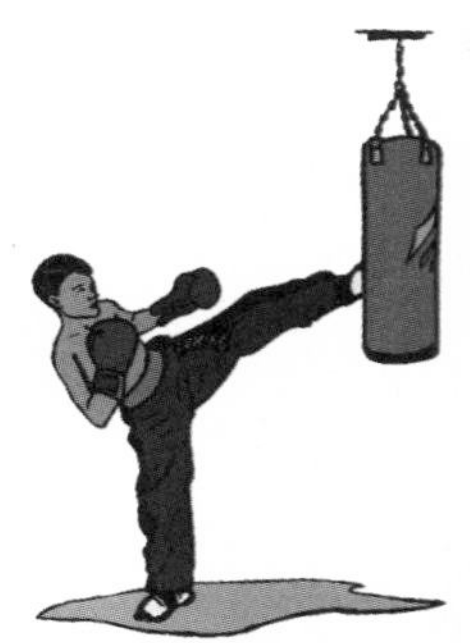

项目。有条件的可利用活动跑道、自行车功率计等进行运动。大量事实证明，适当的科学的运动对冠心病的治疗是很有益的。具体来说要强调以下几点。

运动应适度不疲

冠心病患者要注意掌握运动量的大小，尤其是体质较差的人更要注意。运动量太小则达不到运动的目的，起不到健身作用；运动量过大则可能超过了机体的耐受程度，反而会使身体因过度疲劳而受损。运动急于求成，操之过急，往往欲速而不达。若运动后食欲减退，头昏头痛，自觉劳累汗多，精神倦怠，说明运动量过大，超过了机体耐受的限度，会使身体因过劳而受损。那么，运动量怎样掌握才算合适呢？一般来说，以每次运动后没有感觉疲劳困乏为适宜。

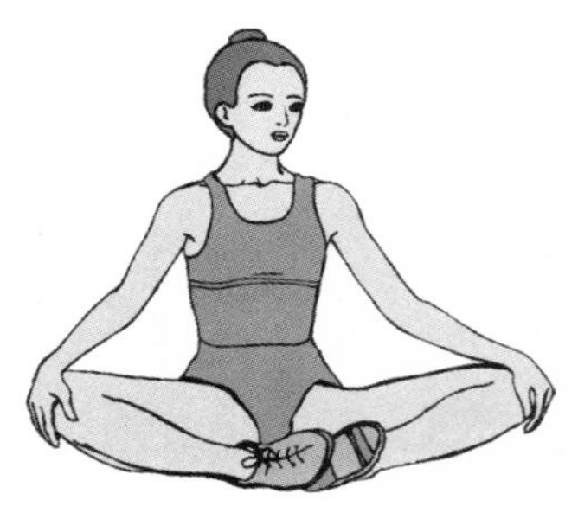

运动应动静结合

冠心病患者不能因为强调动而忘了静，要动静兼修，动静适宜。运动时进行自然调息、调心，要神态从容，摒弃杂念，神形兼顾，内外俱练，动于外而静于内，动主形而静主养神。如此这样，在运动过程中才能内练精神，外练形体，使内外和谐，体现出“由动入静”“静中有动”“以静制动”“动静结合”的整体思想。现代医学研究也认为，这种动静相结合的方法对心血管、内分泌、神经、精神、肌肉等各个系统都有好处。这种方法能促进血液循环，改善呼吸和消化功能，提高基础代谢率，兴奋大脑皮质对肌体各部的调节能力。

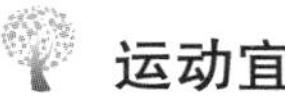

运动宜顺乎自然

冠心病患者运动，并非是要持久不停地运动，也不能成为被人所迫的运动，而是顺乎自然，如此才能达到运动的目的。因此，紧张有力的运动，要与放松、调息等休息运动相交替；长时间运动，应注意有适当的休息，否则影响工作效率，使运动不协调，精神不振作，甚至于健身不利。也就是说为健康而进行的运动，应当是轻松愉快的，容易做到的，充满乐趣和丰富多彩的。即“运动应当在顺乎自然的方式下进行”。在健身方面，疲劳和痛苦都是不必要的，要轻轻松松地逐渐增加活动量。

运动应因人而异

对于大多数冠心病患者说，由于年龄的增大，肌肉力量减退，神经系统反应变慢，协调能力变差，要求运动动作要缓慢柔和，肌肉协调放松，全身能得到活动，像步行、太极拳、慢跑等。但每个人工作性质不同，所选择的运动项目亦应有别，如售货员、理发员、厨师要长时间站立，易发生下肢静脉曲张，在运动时不要多跑多跳，应仰卧抬腿；经常伏案工作者，要选择一些扩胸、伸腰、仰头的运动项目，又由于用眼较多，还应开展望远活动。运动因人而异应是运动的基本原则之一。

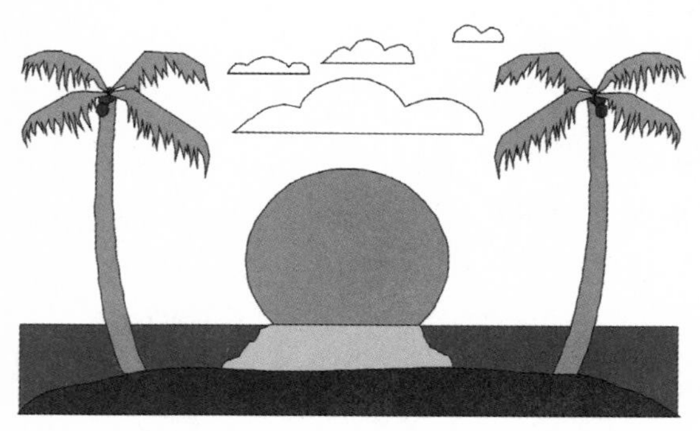

特别提醒

冠心病患者运动不仅是身体的运动，也是意志和毅力的运动。如果因为工作忙，难以按原计划时间坚持，每天挤出 10 分钟进行短时间的运动也可以。若因病或因其他原因不能到野外或操场运动，在院内、室内、楼道内做原地跑、原地跳、广播操、太极拳也可以。

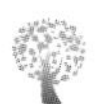

运动应持之以恒

冠心病患者运动并非一朝一夕之事，贵在坚持。“流水不腐，户枢不蠹”这句话一方面说明了“动则不衰”的道理，另一方面也强调持久而不间断的重要性。水常流才能不腐，户枢常转才能不被虫蠹。只有持之以恒，坚持不懈地进行适宜的运动，才能收到运动健身的效果。冠心病患者运动不仅是形体的运动，也是意志和毅力的运动。人贵有志，学贵有恒，做任何事情，要想取得成效，没有恒心是不行的。古人云：“冰冻三尺，非一日之寒”，说的就是这个道理。也就是说，冠心病患者运动三天打鱼两天晒网是不会达到运动目的的。

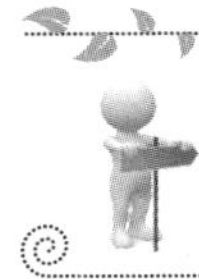

冠心病患者运动时呼吸宜忌

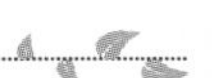

冠心病患者运动时把握运动要领特别重要，尤其是呼吸的作用。掌握合理的呼吸方法，可以有效地提高运动效果。也就是说，如冠心病患者在运动中就要配合呼吸，并学会正确的呼吸动作，运动时应尽量避免憋气，以防有动脉硬化的中老年人血压突然升高、发生脑血管意外。需要指出的是，冠心病患者掌握合理的呼吸方法应注意以下几方面的问题。

宜用口鼻呼吸法

冠心病患者在进行运动时，氧气的需要量明显增加，所以仅靠鼻实现通气已不能满足机体的需要。因此，常常采用口鼻同用的呼吸方法，即用鼻吸气，用口呼气。活动量较大时，可同时用口鼻吸气，口鼻呼气，这样一方面可以减小肺通气阻力，增加通气；另一方面，通过口腔增加体内散热。有研究证实，冠心病患者采用口鼻呼吸方式可使人体的肺通气量较单纯用鼻呼吸增加一倍以上。但在严冬进行运动时，开口不要过大，以免冷空气直接刺激口腔黏膜和呼吸道而产生疾病。

宜用深度呼吸法

冠心病患者在刚开始运动时往往有这种体会，即运动中虽然呼吸频率很快，但仍有一种呼不出、吸不足、胸闷、呼吸困难的感觉。这主要是由于呼吸频率过快，造成呼吸深度明显变浅，使得肺实际的气体交换量减少，肺换气效率下降。所以，冠心病患者运动时要有意识地控制呼吸频率，呼吸频率最好不要超过每分钟 25 次，加大呼吸深度，使进入肺内进行有效气体交换的量增加。过快的呼吸频率还会由于呼吸肌的疲劳造成全身性的疲劳反应，影响运动效果。

呼吸宜随运动调整

冠心病患者在运动中呼吸的形式、时间、速率、深度以及节奏等，必须随运动进行自如的调整，这不仅能保证运动质量，同时还能推迟疲劳的出现。在进行慢跑运动时，要采用富有节奏性的、混合型的呼吸，每跑 2~4 个单步一吸、2~4 个单步一呼；在进行其他的运动中，应根据关节的运动学特征调节呼吸，在完成前臂前屈、外展等运动时，进行吸气比较好，而在进行屈体等运动时，呼气效果更好；在进行太极拳、体操等运动时，呼吸的节奏和方式应与动作的结构和节奏相协调。

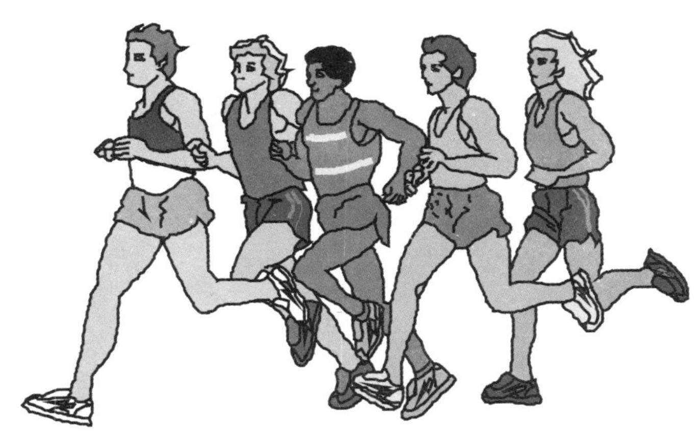

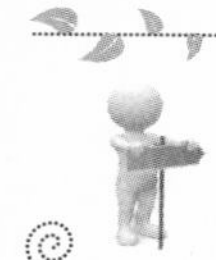

冠心病患者运动项目的选择

以有氧运动为主

有氧运动是指运动时体内代谢以有氧代谢为主的耐力性运动。有氧运动可提高机体的摄氧量，增进心肺功能，是达到健康效应的最佳方式。有氧运动包括步行（散步、快走）、慢跑、打球、游泳、爬山、骑自行车、健身操、太极拳等。有氧运动特点是强度低，有节奏，不中断和持续时间长。同举重、赛跑、跳高、跳远、投掷等具有爆发性的非有氧运动相比较，有氧运动是一种恒常运动，是持续 5 分钟以上还有余力的运动。

宜于步行运动

世界卫生组织（WHO）提出：对于老年人，最好的运动是步行。这不仅因为人是直立行走的，人类的生理与解剖结构最适合步行，而且步行是老年人能胜任的。最新研究表明，适当有效的步行可以明显降低血脂，预防动脉粥样硬化，防止冠心病。步行是健身抗衰老的法宝，是唯一能坚持一生的有效运动方法，是一种最安全、最柔和的运动方式。步行运动有利于精神放松，减少焦虑和压抑的情绪，提高身体免疫力。步行运动能使人心血管系统保持良好的功能，有益于预防或减轻肥胖。步行促进新陈代谢，增加食欲，有利睡眠。步行运动还有利于防治关节炎。所以大多数冠心病患者都格外重视步行疗法。

特别提醒

冠心病患者一般可以采用自由步行的方法。自由步行速度每分钟 80~100 米，距离逐渐增至 2000~3000 米。运动时间共约 12~30 分钟。医疗步行，先以 16 分钟时间步行 1000 米路，然后再缓行休息 5 分钟，中间穿插急行。患有疾病的人采用步行疗法时，只要逐渐延长路线，逐渐加快速度、逐渐减少中途休息的次数和时间，就可以增强体力负荷能力。经过一段时期的运动后便能自在地用 1.5~2 小时走 4~8 千米。为了避免体力负荷过重，可以将每天一次步行的距离分为两次完成。

宜于慢跑运动

慢跑是一项方便灵活的运动方法，已日益成为人们健身防病的手段之一。慢跑能促进代谢，控制体重，而控制体重是冠心病患者保持健康的一条重要原则。因为慢跑能促进新陈代谢，消耗大量糖原，减少脂肪存积，故坚持慢跑是防治肥胖，进而减轻冠心病症状的一个有效“药方”。慢跑还能改善脂质代谢，预防动脉硬化。血清胆固醇脂质过高者，经慢跑运动后，血脂可下降，从而有助于防治血管硬化和冠心病。

冠心病患者慢跑应该严格掌握运动量。决定运动量的因素有距离、速度、间歇时间、每天练习次数、每周练习天数等。体弱者开始慢跑时可以从50米开始，逐渐增至100米、150米、200米。慢跑速度一般为100米/60秒~100米/40秒。短距离慢跑可每天1次或隔天1次；年龄稍大的可每隔2~3天跑1次，每次20~30分钟。跑的脚步最好能配合自己的呼吸，可向前跑二三步吸气，再跑二三步后呼气。慢跑时，两臂以前后并稍向外摆动比较舒适，上半身稍向前倾，尽量放松全身肌肉，一般以脚尖先着地为好。

宜于骑车运动

在我国城乡，几乎家家有自行车，人人会骑。冠心病患者骑车可结合上下班进行，应将车座高度和车把弯度调好，行车中保持身体稍前倾，避免用力握把。如果骑车经过的道路交通拥挤，则应另选他途。骑车还可在晨间或运动场内进行。使用功率自行车的优点是负荷量容易调整，

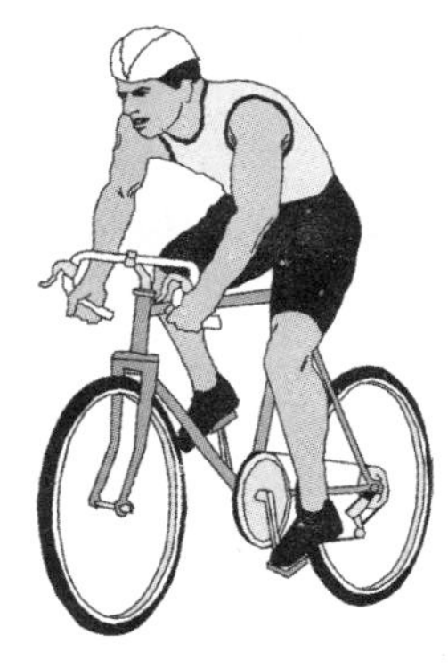

运动量容易计算。需要指出的是，虽然国内外多项研究表明，自行车运动能够对心血管等疾病的预防有好处，但如果没有医生的指导，不科学的自行车运动会使患有高血压病的人血压升高，使冠心病患者心脏负担加重，反而加重疾病。

宜于练习太极拳

太极拳是一种具有民族特点的保健拳法，主要用于强身健体。太极拳运动的特点是举动轻灵，运作和缓，呼吸自然，用意不用力；是静中之动，虽动犹静，静所以养脑力，动所以活气血，内外兼顾，心身交修。也就是使意识、呼吸、动作三者密切结合，从而达到调整人体阴阳，疏通经络，和畅气血，使人的生命得以旺盛，故可使弱者强，病者康，起到增强体质、祛病延年的作用。

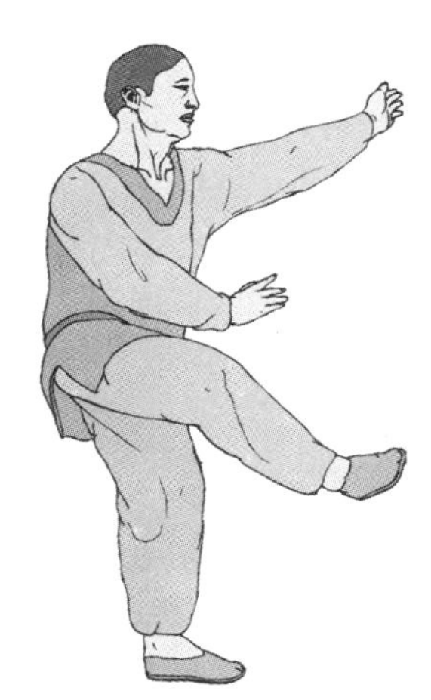

医学研究表明，太极拳和一般的健身体操不同，不但活动全身各个肌肉群、关节，还要配合均匀的深呼吸与横膈运动，更重要的是需要精神的专注心静、用意，这样就对中枢神

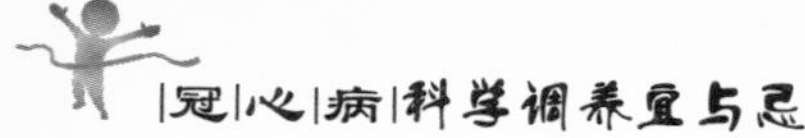

经系统起了良好的影响，从而给其他系统与器官的活动和改善打下了良好的基础。研究证明，太极拳对冠心病有防治和康复作用。冠心病患者通过打拳，可改善血液循环，扩张冠状动脉，增加心肌血流量，对心血管病有良好的治疗和保健作用，是适合冠心病患者锻炼的一种很好的运动项目。

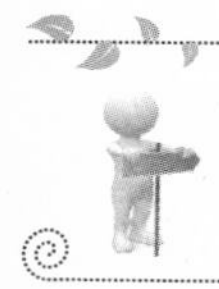

冠心病患者运动方式宜忌

有的冠心病患者，虽然运动的热情很高，可是由于运动方法缺少科学性，不符合中老年人的生理、解剖特点，以至在运动过程中，对人体造成伤害。可能引起的损害有两种表现形式：一种是当时就会产生运动性损伤，引起疼痛；另一种是对心脏等器官造成的潜在性的伤害。每个人之间都有年龄、性别、遗传以及运动基础等一系列因素的差异，使得每一个人的运动能力都不同，如果不能因人调整和选择运动方式，势必造成损伤。所以冠心病患者健身应以安全、健康为原则，在健身过程中一定

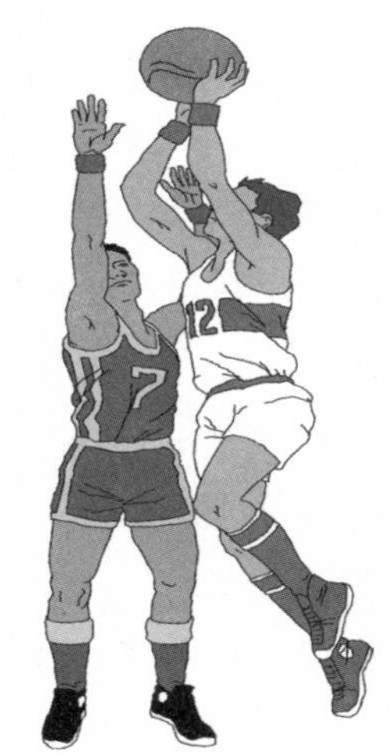

要了解冠心病患者运动方式上的宜忌。

不宜局部运动

适当的运动包括合适的运动量和运动方式。临床医生发现，一些冠心病患者在做全身性运动时冠心病不易发作，而在做局部性肌肉活动时，尽管运动量并不比全身性活动大，反而容易诱发冠心病。进一步的研究表明，这是与机体的供血方式以及由此而引起的血压变化有关。机体的血液供应有一个“多劳多得”的原则。某部肌肉活动量越大，该部肌肉血管扩张的程度也越大，获得的血液越多。体内流动的血量是一定的，为了供应活动肌肉增大的需血量，不活动的肌肉血管就收缩。全身性肌肉活动时，血压在运动开始后有轻微的升高，随后由于全身肌肉血管舒张而恢复至原来水平。这样的活动既没有加重心脏负担，又达到了运动的目的。局部性肌肉活动（如上肢或下肢的运动）时，活动部分的肌肉血管舒张，大部分不活动的肌肉血管收缩，引起血压显著升高，加重心脏负担。在心功能本来弱的情况下，这种运动方式易于发生心肌梗死。国外学者同时研究发现，在同样心输出量的情况下，上肢活动时的血压比下肢活动时高，下肢活动时的血压比全身活动时高。因此，医学专家建议冠心病患者运动以选择全身性运动项目为宜。

忌空腹晨练

对于冠心病患者来说，空腹晨练实在是一种潜在的危险。在经过一夜的睡眠之后，不进食就进行1~2小时的运动，腹中已空，热量不足，再加上体力的消耗，会使大脑供血不足，哪怕只是短暂的时间也会让人产生不舒服的感觉。最常见的症状就是头晕，严重的会感到心慌，腿软，站立不稳，有的冠心病患者还会突然摔倒，甚至猝死。

冠心病患者的运动项目一般都不剧烈，晨练前少量进食不会有什么麻烦，多数冠心病患者时间充裕，简单吃一些不会耽误太多时间，尤其是对于胃部常有不适的冠心病患者，晨练前适量进食是一种好的保健方法。

忌雾天运动

有些冠心病患者运动很有毅力，不论什么天气，从不间断。其实，有毅力是好事，但天天坚持也未必正确，比如雾天运动就得不偿失。雾天时，由污染物与空气中水汽相结合的雾气，不易扩散与沉降，这使得污染物大部分聚集在人们经常活动的高度。而且，一些有害物质与水汽结合，毒性会更大，如二氧化硫变成硫酸或亚硫化物，氯气水解为氯化氢或次氯酸，氟化物水解为氟化氢。因此，雾天空气的污染比平时要严重得多。还有一个原因那就是组成雾核的颗粒很容易被人吸入，并容易在人体呼吸道内滞留，而运动时吸入空气的量比平时多很多，这更加加剧了有害物质对人体的损害程度。总之，雾天运动身体，对身体造成的损伤远比运动的好处大，弊大于利。因此，雾天不宜运动。

忌冬季晨练过早

科学研究证实，冬季清晨地面空气中氧的含量，是全天最低的。太阳出来后，随着绿色植物的光合作用，吸碳吐氧，地面上空气的含氧量，方得以逐步增加，才有利于人们的呼吸。清晨地面上的空气污染也最重，如工业排放出来的废气、汽车排放的尾气，还有人和动物排放的二氧化碳等。上述有毒有害的气体，因受夜间温度的下降而沉降于地的表面，只有待太阳出来，地表温度升高后，才得以升向高空散去。老年人抗寒、抗毒害的能力日益下降，冬季晨练“必待日光”，赶迟不赶紧。运动还要讲究科学性，一些常规的运动习惯不一定科学，比如人们习惯于清晨运动，但早晨冠状动脉张力高，交感神经兴奋性也较高，无痛性心肌缺血、心绞痛、急性心肌梗死发作以及猝死也多在早晨6时至中午12时发生，因此应尽量选择下午或晚上活动为妥。如在清晨健身，运动量应尽量小一些。

忌餐后即运动

“饭后百步走，活到九十九”被当作健身格言。其实，饭后百步走并不科学，宜慎重行事。从现代医学观点看，冠心病患者不宜提倡饭后立即百步走。因为吃饭特别是吃饱饭对于人的胃肠道，是一种负荷，对冠心病患者更是如此。科学研究证明在餐后 60 分钟血压由 139 mmHg 下降到 129 mmHg，而心率上升 15 次 / 分；中度运动后有些人出现了体位性低血压，说明餐后运动对心血管系统有明显的负面作用。因此冠心病患者应该避免在餐后特别是饱餐后 1 个小时内进行运动。

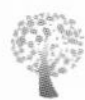

运动时及运动后忌暴饮

人们在运动中及运动后，口渴总是难免的，这时如果拼命喝水，口渴感是解除了，但由于血管仍在扩张，外来的水进入血液后给心脏的压力急剧增大，喝下的水越多，心脏压力越大，给心脏带来损伤的程度也越高。现实生活中，许多人包括一些业余运动员，由于缺乏专业人员指导，在剧烈运动后，常拿起矿泉水甚至冰水猛喝，这种暴饮方式最易发生心脏性的事件。运动医学专家认为，近年来发生的运动员猝死事件，不排除是这种不良饮水习惯造成的。

忌剧烈运动

冠心病患者既要坚持运动，又要严格掌握一个“度”，使供血量和需血量相平衡。人在安静状态下，心肌每分钟需要 300 毫升左右的血液供应；强度大的体力活动，心肌每分钟需要的最大血量达 2000 毫升左右。可见超负荷的运动量极易导致心脏缺血继而导致脑急剧缺血、缺氧，可能造成急性心肌梗死或脑梗死。特别是某些人的心血管系统早已发生病理变化，只是尚未察觉，而当感觉到的时候，心血管的病变已经具有一定的严重性，而剧烈运动往往可以诱发疾病。另外需要注意的是，冠心病患者应避免做急剧的低头、弯腰、头颈环绕动作，以及跳跃动作，特别是对身体肥胖、高血压病、动脉硬化、内脏下垂和慢性腰痛者更不适宜。

忌盲目运动

冠心病患者运动过程中如出现气促、轻度眩晕感，应增加间歇休息时间，减少运动量，如觉心前区、左上臂有压迫感或痛感，应停止运动。运动要在医生的指导下进行，主张科学运动，反对盲目的运动。有的冠心病患者盲目地从事运动，这种人往往是以运动开始，而以心脏病复发告终。冠心病患者遇有心绞痛频繁发作，或休息时也有疼痛，难以控制的心律失常，合并有较严重的高血压，失代偿性心力衰竭等任何一种情况时都不能从事运动。

运动前宜服预防药物

冠心病病情不稳定或心脏功能较差，不宜进行剧烈活动，可进行轻微活动，但活动前最好适量服药，以防不测。如冠心病不稳定型心绞痛患者，活动前可以胸前贴一张硝酸甘油膜，或口服消心痛5毫克，以预防活动时心绞痛发生，同时应随身备有保健药盒，以便发病时自救。对于冠心病病情较轻和稳定者，运动前不需要服用药物，但身边须备有保健盒以防万一。如果在运动中出现不适感，或者有胸闷、气短、心悸、头晕、出大汗和心律失常等情况，除立即停止运动外，还要服用保健盒中急救药物，并及时去医院就诊。

运动前后宜忌

冠心病患者进行运动前，应略微减少一些衣裤，等运动进行中再减去一层衣裤，过凉过热均对病情不利。运动之前，应先进行准备活动3~5分钟，如先做片刻徒手体操或步行片刻，再逐渐过渡到运动。

运动结束后，应及时用干毛巾擦汗，穿好衣服，若洗浴的需休息15分钟后进行。运动的方式，可根据病情的轻重、血压的高低、体质的强弱、耐力的大小而采用快慢不同的速度，以不喘粗气，不觉难受，不感头昏，能够耐受来掌握运动速度和运动的距离。

运动结束前，应逐渐减慢速度，切忌突然停止，静止不动，以免运动时集中在四肢的血液难以很快循环到大脑和心脏，导致心、脑暂时性缺氧而出现头晕、眼花、恶心呕吐。冠心病患者是否适合运动，不能一概而论，最好在医生的指导下行事。

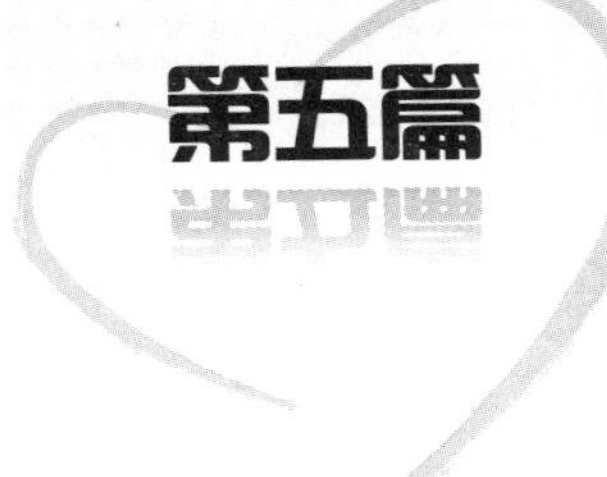

第五篇

冠心病患者起居宜忌

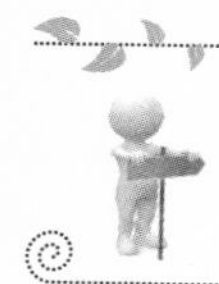

冠心病患者房事生活宜忌

冠心病患者若病情稳定或经过心脏内科医生的检查，明确告诉过患者可以进行性生活的，一般来说是比较安全的。但由于性生活本身是一个全身心的、复杂的神经体液调节过程，也是增加心肌耗氧量的过程，因此对极少数患者，性生活过程也不可能保证绝对无事，有出现心绞痛、心肌梗死及猝死的可能。所以了解冠心病患者的房事宜忌十分重要。

饱餐后忌性生活

一般来说冠心病患者的性生活是安全的，出现意外的非常少，但偶尔也可发生。研究表明，人在饱餐后，由于血液大量流向胃肠，以及全身需氧量的增加，心脏的负荷相应增加。特别是在饱食脂肪后，血脂水平骤增，血黏度增大，引起血流缓慢，血小板容易聚集导致血栓形成，堵塞血管，引起其供应组织区域的梗死。所以饱餐后在上述多种因素的作用下，如再行房事，易在原有冠状动脉粥样硬化的基础上，触发心肌梗死。日本有人对559名突然死亡的患者做了统计，其中有34人与性生活有关，约占0.6%。

而这34人中有27人是在婚外性行为中发生的，而且大多数人在性生活前吃了很丰盛的食物，并喝了酒。所以冠心病患者不宜在餐后即进行性生活。

房事用药宜忌

冠心病患者若在性生活过程中出现严重的心前区疼痛，在性生活前24小时内未服过万艾可一类的药物，可舌下含服硝酸甘油片，对一般疼痛3~5分钟内可以缓解，如果不能缓解要立即去医院，或请医务人员处理。如果在性生活前服用过万艾可，则禁止服用硝酸甘油，要立即将患者送往医院。

房事体位宜忌

人到中老年，整个身体的状况下降，灵活性变差，肌肉萎缩，骨骼开始脱钙等，这些变化使得中老年人活动起来不那么灵活，尤其是冠心病患者。如果在性生活的时候，不注意一些体位和动作问题，可能会造成不必要的损伤。要尽量减少不必要的损伤，减少肌肉的消耗、体力上的消耗。有医学专家强调，为预防冠心病心绞痛的发作应选择合适的体位进行性交。采取女上男下

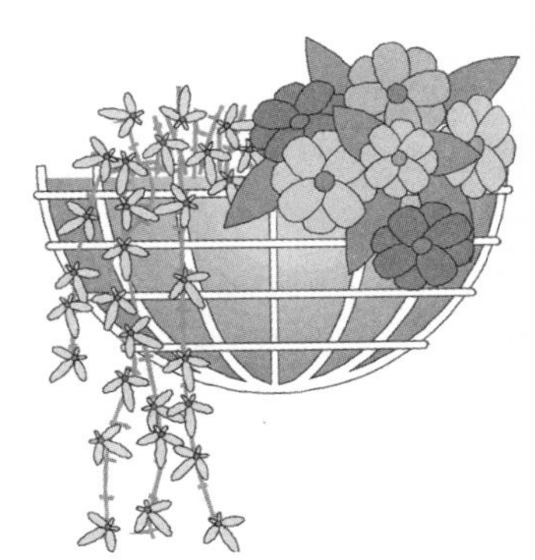

位可以减轻男子体力消耗，适用于体力较差的男性患者；而女性患者则宜取男上女下位。半坐位可以减少心脏扩张，有预防心绞痛发作的作用。

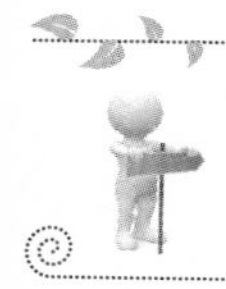

冠心病患者水浴保健宜忌

水浴疗法的治疗作用有三：温度刺激作用，化学刺激作用及机械刺激作用。各种水疗法功用不同，与三种作用所占比重有关。如一般淡水浴治疗作用主要为温度刺激，而药水浴则以化学刺激为主，温度其次；淋浴则主要为机械性刺激，温度刺激为次。水浴疗法根据所采用的温度、水中所含物质成分及治疗方式的不同，可产生镇静，催眠，兴奋，发汗，退热，利尿，抗炎，止痛，促进吸收，促进机体新陈代谢等作用。科学的水浴方法对冠心病患者有良好的保健作用。

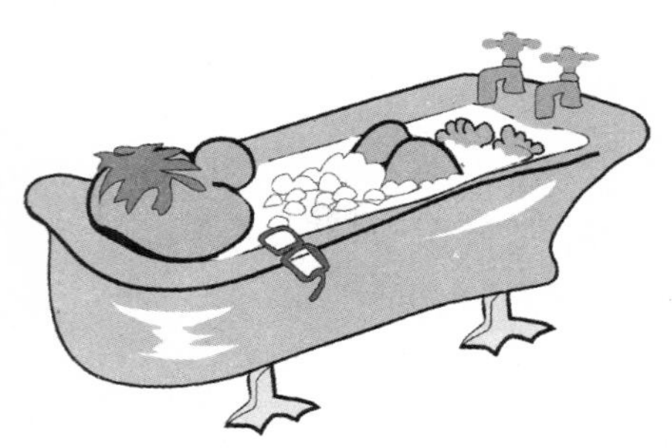

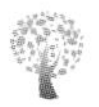

足浴宜用热水

冠心病患者脚部受凉会引起鼻咽部血管收缩，鼻腔内纤毛活动减缓而导致防病能力下降。冠心病患者用热水洗脚。若在泡脚的同时，再对足心穴位进行自我按摩，还有消除疲劳，有助睡眠，祛病强身之功效。还可通过对足部经络穴位的热敷，解除全身疲劳促进快速入睡。热水足浴对冠心病患者的便秘也有一定的辅助治疗作用。冠心病患者足浴与通常的洗脚相似，但不完全相同。足浴开始时水不宜过多，浸过脚趾即可。浸泡一会儿后，再逐渐加水至踝关节以上。同时两脚不停地活动或相互搓动，以促进水的流动。每次持续 20~30 分钟，以身上感到微热为止。

忌洗桑拿

冠心病患者忌洗桑拿。因为一般的桑拿室通风不好，室内二氧化碳浓度比一般居室还要高 2~5 倍，过高的二氧化碳浓度对冠心病患者显然不利。其次，桑拿室内温度过高，人大量出汗，引起脱水，可使血液浓缩，易引起血栓形成；加之皮肤血管扩张，心跳加快，体力消耗过大，心肌耗氧量增加而供血却减少，很易诱发心肌缺血甚至心肌梗死。需要说明的是，即使天气变冷，冠心病患者也不宜蒸桑拿。

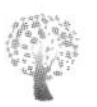

忌洗冷水浴

冷水浴俗称冷水澡，包括冷水淋浴、冷水擦身、冷水浸浴及冬泳等多种形式。冷水浴可以增加体质，提高抗寒能力，对推迟衰老、防治疾病十分有利，目前不仅许多中、青年人喜欢冷水浴，而且也吸引了许多老年人。然而对于有冠心病的患者来说，不适当地进行冷水浴常可导致严重的不良后果。我们曾见过一些老年冠心病患者，第一次用冷水擦身就诱发了严重的心绞痛。还有的因天气炎热，出了大汗后，立即行冷水浴而诱发了急性心肌梗死。这是什么原因呢？热胀冷缩是多数人知道的通俗道理。人的冠状动脉也是如此，如遇到突然寒冷的刺激，常可引起血管收缩和痉挛，导致心肌缺血、缺氧而发生心绞痛和心肌梗死。因此，对于年高体弱，尤其患有高血压病、冠心病、脑动脉硬化的老年人不宜洗冷水浴。

特别提醒

冠心病患者应采用温水沐浴，温水沐浴不仅可洁身除垢，而且可疏通气血，促进机体新陈代谢，防病去疾。一般沐浴 30 分钟左右为宜。实践也证实，温水沐浴对中老年人确实是很好的保健方法，有许多患有慢性疾病的中老年人就是由于经常用温水沐浴法，摆脱了疾病的困扰。

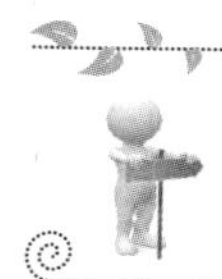

冠心病患者睡眠的宜忌

睡眠不仅是一种生理需要，而且是身体健康的保证。但冠心病患者的睡眠时间存在着明显个体差异，要以醒来全身舒适、疲劳消除、精力恢复为准，并根据季节进行有规律的调节：春夏迟睡早起，秋时早睡早起，冬日早睡迟起，每天睡眠都不少于 8 小时。除此以外还要注意以下几点。

宜注意睡眠体位

冠心病患者宜采用头高脚低右侧卧位。采用右侧卧位睡眠时，全身肌肉松弛，呼吸通畅，心脏不受压迫，并能确保全身在睡眠状态下所需的氧气供给，有利于大脑得到充分休息，减少心绞痛的发生。睡眠时头高脚低，减少回心血量，也可大大减轻心脏负荷，有利于心脏“休息”。冠心病患者若病情严重，已出现心衰，则宜采用半卧位，以减轻呼吸困难，避免左侧卧或俯卧。

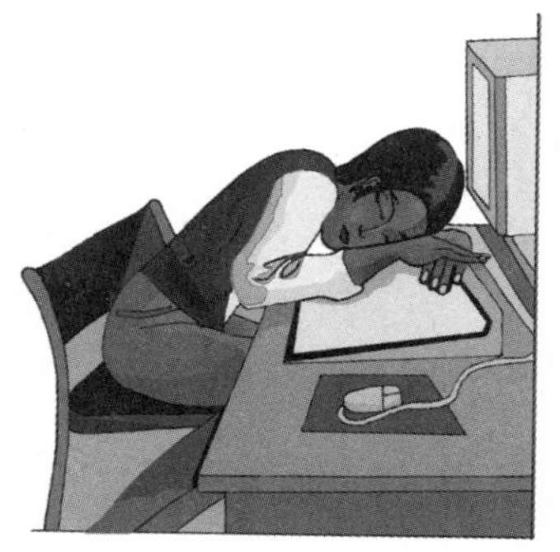

宜午睡

午睡是自然睡眠周期的一部分，也是人类自我保护的一种方式。研究发现，人体除夜晚外，白天也需要睡眠。在上午 9：00、中午 13：00 和下午 17：00 时，有三个睡眠高峰，尤其是中午 13：00 的高峰较明显。这样，人除了夜间睡眠外，在白天有一个以 4 小时为间隔的睡眠节律。但人白天的睡眠节律往往被繁忙的工作和紧张的情绪所掩盖，或被酒茶之类具有神经兴奋作用的饮料所消除，所以许多人白天并没有困乏之感。然而一旦此类外界刺激减少，白天的睡眠节律就会显露出来，届时就会产生困乏感，到了中午很自然地就想睡觉。若外界的兴奋刺激完全消失，上下午的两个睡眠节律也会自然地显露出来。这就是人们为什么要午睡的原因之一。但午睡的时间不宜长，真正入睡半小时至 1 小时足矣。也有研究资料证明在一些有午睡习惯的国家，其冠心病的发病率比不午睡的国家低得多，这是因为午睡能使心血管系统得到休息，并使人体紧张度降低。

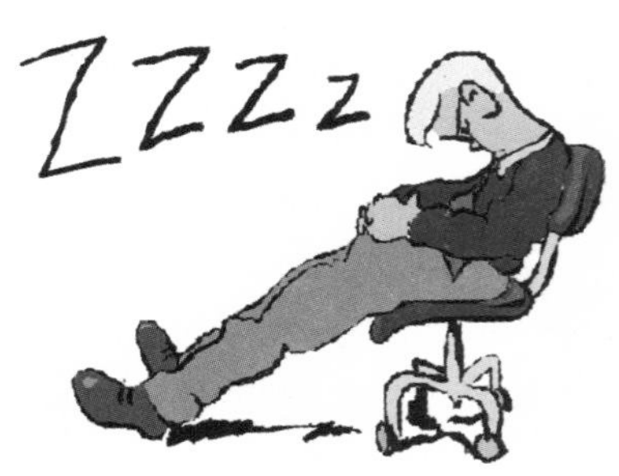

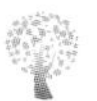

宜注意睡醒时刻

清晨是冠心病患者心绞痛、心肌梗死的多发时刻，而最危险的时刻是刚醒来的一刹那。因此，冠心病患者早晨醒来的第一件事不是仓促穿衣，而是仰卧5~10分钟，先进行心前区和头部的按摩，做深呼吸，打哈欠，伸懒腰，活动四肢，然后慢慢坐起，再缓缓下床，慢慢穿衣。起床后及时喝一杯开水，以稀释因夜间失水而变稠的血液，使血液循环流畅，预防心脏病猝死。

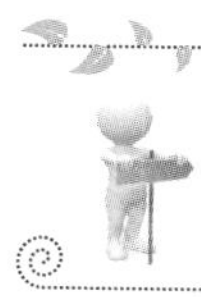

冠心病患者常用的药枕方

药枕防治冠心病方法简便，不受医疗条件和设备的限制，只要在睡觉的时候枕在头下即可，既经济实惠，又可最大限度的节约药材，容易推广使用。药枕中虽然药量甚多，但使用起来少则数月，多则年余，平均起来每日用药量甚少。可以说此法既能治病，又能防老抗衰，对一些服药困难者，尤为适宜。药枕疗法属外治范畴，药物没有直接接触人体，而是通过药味的渗入，通过血管、神经和经络而对机体起作用，吸收量少，基

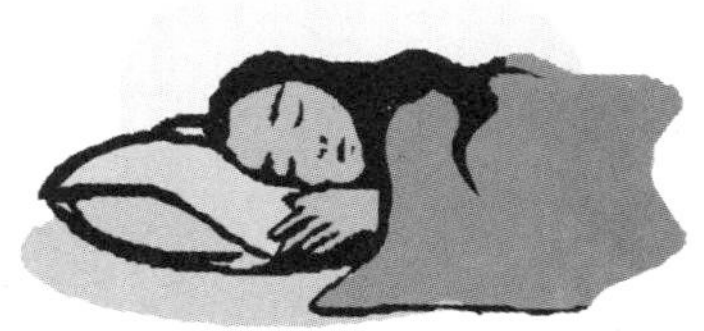

本无毒性反应，安全可靠。冠心病患者常用药枕处方如下。

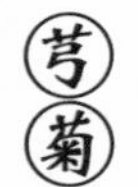
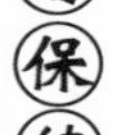
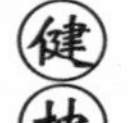

芎菊保健枕

【配方】川芎，菊花，红花。

【制法】诸药研粉，装入枕芯，制成保健枕。

【功效】活血通脉，宽胸止痛。主治胸部憋闷，或刺痛不移，入夜尤甚，口唇青紫，肌肤甲错，或心悸不宁，舌质紫暗，或有瘀斑，脉弦涩，沉涩者。

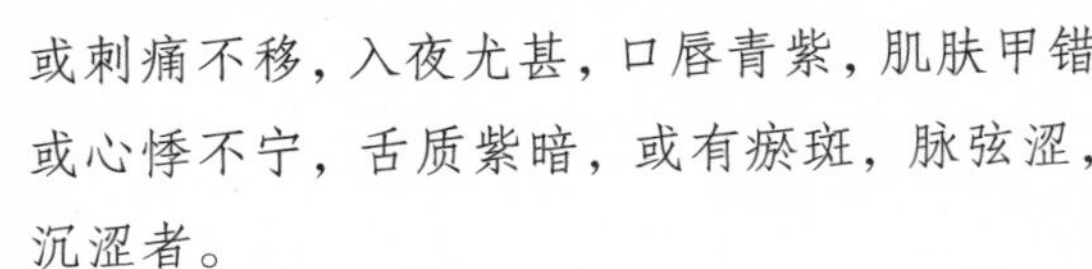

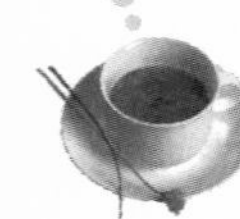

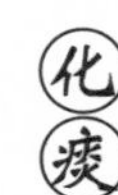
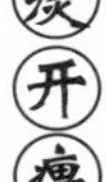
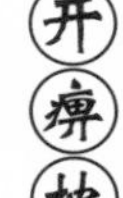

化痰开痹枕

【配方】明矾1000克，全瓜蒌1000克，枳实500克，薤白500克，姜半夏500克，旋覆花200克。

【制法】先将明矾研碎，余药烘干，共研粗末，混匀，装入枕芯，制成保健枕。

【功效】通阳开结，豁痰通络。主治胸部闷窒难忍或胸部闷痛，心烦不宁，气短喘促，头目昏眩，形体肥胖，舌淡体大，苔厚浊腻，脉弦滑者。

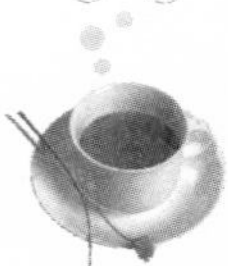

强真保元枕

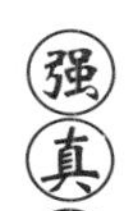

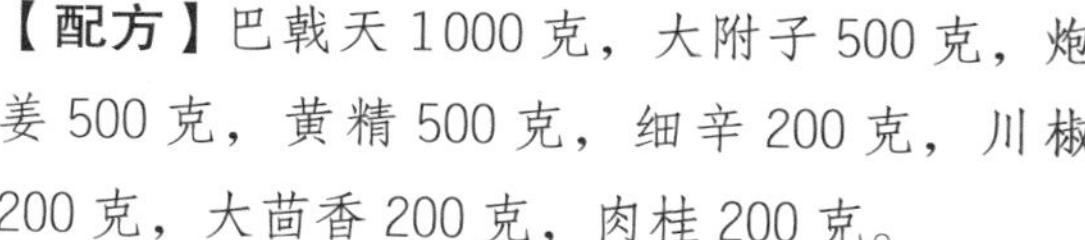

【配方】巴戟天1000克，大附子500克，炮姜500克，黄精500克，细辛200克，川椒200克，大茴香200克，肉桂200克。

【制法】上药分别烘干，共研粗末，混匀，装入枕芯。

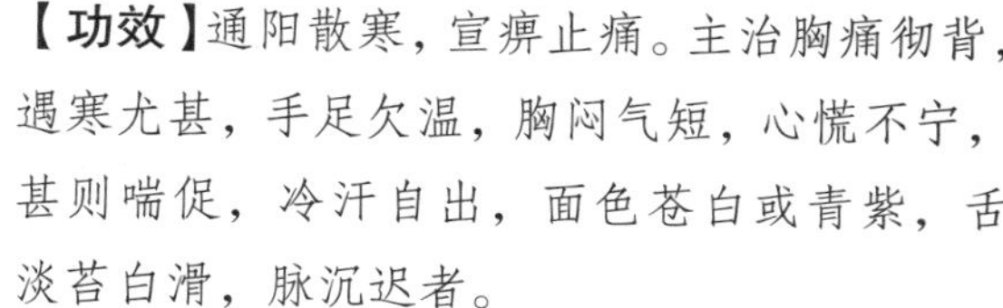

【功效】通阳散寒，宣痹止痛。主治胸痛彻背，遇寒尤甚，手足欠温，胸闷气短，心慌不宁，甚则喘促，冷汗自出，面色苍白或青紫，舌淡苔白滑，脉沉迟者。

【禁忌】阴虚火旺证忌之。

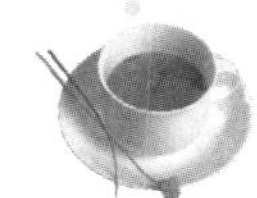

磁石黑豆枕

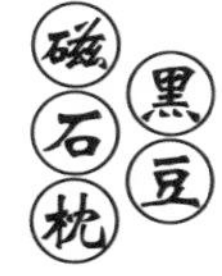

【配方】黑豆1000克，磁石1000克。

【制法】上药分别打碎，混匀，装入枕芯。

【功效】滋阴安肾，交通心肾。主治胸闷隐痛，烦劳即发，心烦躁扰，自汗盗汗，腰酸耳鸣，头晕口干，舌红少苔，脉细数者。

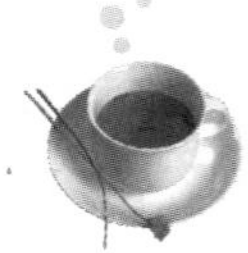

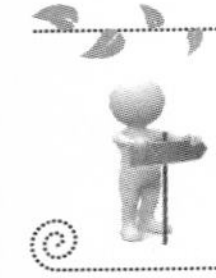

冠心病患者使用药枕宜忌

冠心病患者所使用的药枕制作除特殊要求外，一般需要选用透气性能良好的棉布或纱布做枕芯，不用尼龙、化纤类布料。药物一般不可潮湿，否则失效。药枕使用时最好用塑料包封，防止有效成分散发，并置于阴凉干燥处，防止霉变。一般使用2周后，当置于阳光下晾晒1小时，以保持药枕枕形及药物的干燥度。药枕在枕前一般要求患者松衣，饮1~2口温开水，防止芳香类药物耗伤阴津，并要求患者全身放松，息心宁神。药枕疗法起效缓慢而且持久，必须告诉枕者要耐心坚持。一般每天至少要枕6小时以上，2~3周即可见效。冠心病患者使用时，如枕后出现不良反应，要及时予以处理。急危重患者使用药枕，只能作为辅助性治疗手段。主要依靠内服、静脉给药等疗法。药枕疗法用药应辨证论治，决不可一枕而终，当随证变枕，因人而异，即便是保健药枕亦当遵守此原则。药枕疗法，一般没有禁忌证，无毒副作用。药枕疗法是为了调理人体生理平衡，见效较慢，一般需长年使用，所以应坚持应用，才能获效。另外需要注意的是使用药枕过程中，冠心病加重或不改善者，应及时到医院诊治，不能因用药枕而延误病情。

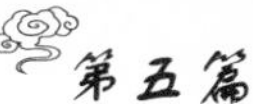

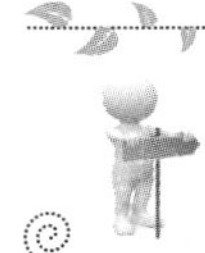

冠心病患者生活方式宜忌

生活方式与冠心病的发生、发展及愈后有着十分密切的关系。科学的生活方式对冠心病患者具有非常好的保健作用，同时能够提高其他疗法的治疗效果，所以历代医学专家都非常重视冠心病的生活方式调摄。科学的生活方式大多简单易行，只要平时稍加留意，认真准确地去做，久而久之，一定会收到健身防病的效果，对冠心病患者尤其是如此。

宜起居有常

中医认为，自然界春夏秋冬一年四季乃至一日之内，都存在阴阳盛衰的变化，人生活在自然界中无时无刻不受这种变化的影响，人的起居只有顺应四季乃至一日之内的自然变化，科学安排生活，践行规律的、良好的生活方式，才有利于身体的康健。在具体做法上，一年之内，春季应早睡晚起，夏季应晚卧早起，秋季应早睡早起，冬季应早卧晚起，以应长寿之道。一天之内，起居亦应顺应自然的变化，中医认为人体阳气以中午为最盛，到傍晚阳气已衰。具体做法为：早晨按时起床，不起得过早，也不起得过晚。

一般来说运动不要放在晚上。冠心病患者要想健康长寿，最好的办法就是起居有一定的规律。

忌肌肤受寒

严寒季节，冠心病患者不要忽视手部、头部、面部的保暖。因为这些部位受寒，可引起末梢血管收缩，加快心搏或冠状动脉痉挛。此外，寒冷还可使去甲肾上腺素分泌增多，血压升高。所以，冠心病患者冬季外出活动时，宜戴口罩、手套和帽子；早上刷牙、洗脸宜用温水；洗衣、洗菜时，不要将手长时间泡在凉水里。冠心病患者尤其是在严寒的冬天，应该采取相应的自我保暖措施。

宜经常通风吸氧

冠心病患者如果长期供氧不足，会加重动脉硬化的程度。所以，冠心病患者要经常对居室环境通风换气，当胸闷或心前区有不适感时，立刻缓慢地深吸几口气（即深呼吸）。定期保健吸氧或病发时吸氧可预防或缓解心绞痛、心肌梗死的发生，为治疗争取时间。吸氧还可预防猝死型冠心病的发生。猝死型冠心病因发病突然而使人防不胜防，其发病前往往有持续的胸闷、气急、情绪异常或心律失常，若在给药的同时能辅以氧气治疗，可以起到事半功倍的疗效。吸氧对健康人士可起保健作用。由于大气污染日益严重、空调的普遍使用，定期吸氧可清洁您的呼吸系统，改善内脏功能，提高人体综合免疫力，以预防各种疾病。但应指出，吸氧有二重性。当已经呼吸衰竭时，再吸大量的氧可减弱对呼吸中枢的刺激而加重呼吸困难，吸高压氧时，可导致氧中毒，产生大量的氧自由基而损伤组织器官，尤其是心、脑。长期吸氧可致肺纤维化。

应劳逸适度

大多数的冠心病患者都有不知疲倦工作的历史。该类人员大多具有强烈的事业心，做事快捷，拼命抢时间，急躁易怒，缺乏耐心，不知疲倦。而这部分人患了冠心病后有的却还不能从此种工作状态中解脱出来。相反，另一种倾向是有的人患了冠心病后，便过分强调休息，忽略适当运动。这两种极端都不利于冠心病患者的健康和病情的改善。

冠心病患者正确的做法是积极调整自己的工作负荷，减轻压力，重视劳逸结合，同时多参加一些轻松愉快的文体活动，以便调节大脑功能，舒畅胸怀；最低限度也要从事简单家务劳动，使精神有所寄托，心理不至于过度失落。应该避免过于激烈和竞争性强的

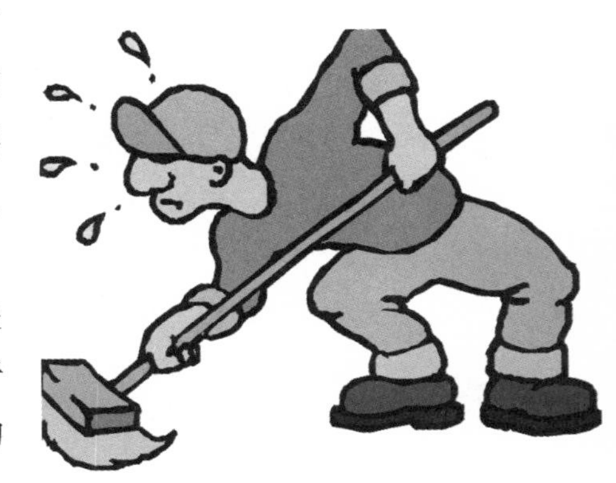

运动，以做到劳逸适度为宜。专家们建议，一般冠心病患者正常良好的作息状态是每周最多工作不超过40个小时。那些工作压力大的人应更注意休息和放松。

特别提醒

气候变冷、温度下降之所以诱发急性冠心病事件是因其导致冠心病患者交感神经兴奋，释放儿茶酚胺类物质从而引起患者血管收缩、血压增高及心率增快，导致患者心肌耗氧量增加诱发心肌供氧量与耗氧量的矛盾，从而引起冠心病的急性事件，即不稳定心绞痛和急性心肌梗死。

应注意季节交替、气候变化

经过大量的调查发现，气候变化、季节的交替可诱发冠心病患者发生急性心肌梗死，特别在秋末冬初和早春，气候的突变易导致心脏血管痉挛，造成心肌缺血。所以在这两季节中，冠心病患者尤其要防备病情发生突变。那么为什么冠心病容易在季节交替时高发呢?

主要是因为心血管功能对气温变化很敏感，每当季节交替时，气温、气压处于较大的波动状态，突然的过热过冷刺激，冠心病患者的冠状动脉在原有狭窄的基础上容易发生收缩痉挛，出现急性心肌缺血，诱发心绞痛，甚至心肌梗死。

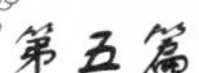

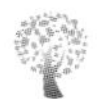

忌大便秘结

冠心病的发作与排便用力有关。冠心病患者一旦发生便秘，不可屏气用力，以免腹内压增高导致回心血流量增加而加大心脏负荷，诱发心绞痛或心肌梗死。要防止便秘，就要养成定时排便的习惯。很多患者有大便时看书阅报、思考问题等习惯，这就影响了排便意识，久而久之就会发展为习惯性便秘，应改掉这种不良的习惯。同时，在饮食中应多吃含膳食纤维的食物，促进胃肠的蠕动。一旦发生便秘，就要针对性采取按摩、服缓泻剂以及使用开塞露等治疗措施，及时地纠正便秘的问题。

第六篇

第六篇

冠心病患者心理调护宜忌

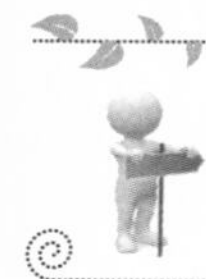

冠心病患者心理保健宜忌

心理因素影响到人们的健康和疾病的发生，早为人们所知。事实上中医古籍中提到“七情”（喜、怒、忧、思、悲、恐、惊），是七种正常的情绪反应，如突然的、剧烈的或长期的精神刺激，情绪反应过度强烈或持久，则七情过度，而首当其冲的就是影响心脏功能，以致气血紊乱而致病。由此可见，不良心理因素对冠心病患者危害不亚于不良饮食等物质因素。冠心病是一种心身疾病。

医学研究发现，无论什么人如果被确诊为冠心病，无论有无症状，病变轻重，都会产生不同程度的心理负担。据对多名冠心病患者的调查显示，他们中间精神紧张、情绪抑郁、脾气变坏、缺乏信心者比普通人高3倍。专家认为，这种心理反应不利于稳定病情，可增加冠心病急性发作的危险性。因此，冠心病患者应该注意心理健康，清除不良的心理反应，在生活中主要有以下几点。

忌过度大笑

“笑一笑十年少”。没有笑，人们就容易患病，并且容易患重病。因为一次普通的笑能使人体的胸、腹、心肺

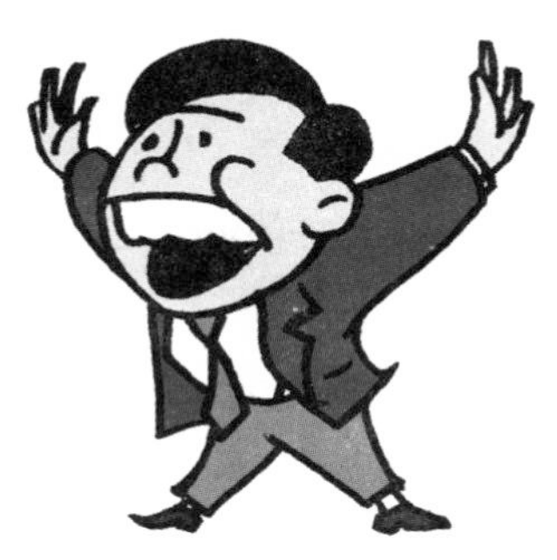

乃至肝脏得到有益的运动。笑可以促使人脑分泌有益于人体的物质，能够加强血管正常地伸缩而有益于心血管活动，可促使肺组织扩张，增强肺的活动。可见笑的好处的确不少。但是大笑、狂笑则不利于健康，尤其对冠心病的患者。因为大笑可加速血液循环，使脉搏加快，呼吸次数增加，血压增高，心脏耗氧量增加，使冠心病患者易诱发心绞痛，甚至可出现心肌梗死。对某些有脑血管疾病的患者，还可突然发生脑栓塞、脑出血，甚至出现“猝死”。在各种激烈比赛运动场上，或在激动人心的电视屏幕前，由于过度兴奋大笑不止而致命的屡有所闻。因此笑要笑到适度，尤其是对患有冠心病的老年人，主张常笑但不可大笑。

忌乐极生悲

狂喜可以产生不良后果。人的情绪无非有两种。一是愉快情绪；二是不愉快情绪。无论是愉快情绪还是不愉快情绪，都要把握好它的“度”。否则，“愉快”过度了，即要乐极生悲。国内某医院有一个急性心肌梗死的患者，经过住院治疗，病情已经大有好转。出院的那一天，她突然得知其子已考上某名牌大学的消息，没想到因兴奋过度而倒在地上死了。这说明，暴喜、大喜、狂喜不利于健康。这种因过度兴奋造成的猝死和精神失常时常发生在中老年人中间。

人过中年，全身的动脉均会发生程度不同的硬化，营养心肌的冠状动脉当然不会例外。如若心脏剧烈地跳动，必然增加能耗，心肌将会发生相对的供血不足，从而出现心绞痛甚至心肌梗死，或心跳骤停。这是“乐极生悲”的一个原因。此外，“乐极生悲”还可致血压骤然升高，健康的人尚可代偿，若已患高血压病，过度兴奋就会导致“高血压危象”，表现为突然感到头晕目眩，恶心呕吐，视物模糊，烦躁不安。“高血压危象”尽管可能持续几个小时，却可由此引起脑血管破裂发生猝死。

特别提醒

临床医生忠告：冠心病患者任何情绪的过分激动都是不可取的，遇事应采取“冷处理”的方法，无论对于任何喜事与悲事、兴奋与气愤、顺境与逆境、快乐与痛苦等，都应一视同仁，要善于自我调节情感，保持稳定的心理状态，生活中的高兴与悲哀一定注意不要超过正常的生理限度。

忌气急暴怒

暴怒或怒气太盛，是由于某种目的和愿望不能达到，逐渐加深紧张状态而发生的。可表现为暴跳如雷，拍桌大骂，拳打脚踢，伤杀人畜，毁坏器物。轻者会肝气郁滞，食欲减退；重者便会出现面色苍白，四肢发抖，甚至昏厥死亡。暴怒对于中老年人的危害非常之大。当然，若是轻度的发怒，不会对中老年人的身心健康造成大的影响，况且还有利于压抑情绪的发泄，有益于健康，这就是说什么事情都有个度的问题。大怒是中老年人很常见的现象。中老年人首先应遇事冷静，因为大怒常常是不能冷静思考的结果。因为只有冷静，才能积极思考，想出对策，圆满解决问题，大怒于事无益，只能招来灾祸，尤其是对于患有高血压病、心血管疾病的患者。

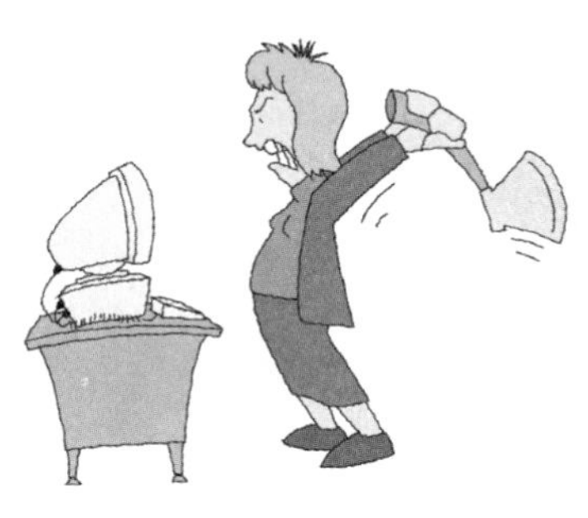

忌紧张恐惧

随着年龄增长，患冠心病概率增加，应该说是一种自然规律。尽管冠心病有发生剧烈心绞痛、心肌梗死的危险，但事实上，冠心病患者中发生剧烈心绞痛和心肌梗死者只占一定的比例，也就是说，绝大多数冠心病患者属于稳定型。

退一步说，即使发生了心绞痛或心肌梗死，由于医疗技术的显著进步，临床治愈率大大增加。倘若过度紧张，整日忧心忡忡，反而对预防急性发作产生负面影响。

忌意外受惊

惊是指突然遇到意外、非常事变，心理上骤然紧张。如耳闻巨响，目睹怪物，夜做噩梦等都会受惊。受惊后可表现为颜面失色，神飞魂荡，目瞪口呆，冷汗渗出，肢体运动失灵，或手中持物失落，重则惊叫，神昏僵仆，二便失禁。中医早就有“惊则气乱”之说，几乎每个中老年人都有这样的体验，惊慌时会感到心脏怦怦乱跳，这是由于情绪引起交感神经系统处于兴奋状态的缘故。中老年人突然受惊，血压升高，也是最常见的表现。临床中有这样一则案例，有一老年男子，既往有冠心病、高血压病病史，有一日，在家中看书，忽然从身后跳出一只猫来，使他大吃一惊，心脏病发作而突然晕倒，家人赶快将其送往医院，后经抢救，不治而亡。这样类同的事例，造成中老年人猝死的病例很多。所以中老年人在生活中，在别人不注意时，不宜与人开玩笑，进行突然惊吓，否则有可能造成意想不到的后果。中医学早就有“惊则气乱”的说法。现代科学研究也证明，受惊可使人的血压升高，有人特制了一张靠背椅，一按电钮，椅背便立刻向后倾。让受试者紧靠椅背而坐，并测量血压；随后突然按动电钮，椅背立刻倒下，这人突然受惊，血压便骤然上升。科学试验表明，由惊恐所致血压升高，大多表现为收缩压升高，其机制是心脏搏出的血量增加。由此可导致不良的后果。

 忌精神紧张

精神过度紧张易患冠心病，出现这种现象的原因就好像大家都在100米短跑的起跑线准备，但是还没有发令，如果这时有人抢跑，那么不仅抢跑的人，就连其他的运动员都会出现血压、心率的变化。只是在比赛结束后大家的心态放松下来，紧张的状态不会持续很久，所以对身体没什么影响。可是在生活中，由于工作等问题造成的心理紧张状态可能一直要持续相当长一段时间，心率会加快，从正常的每分钟60多次变成90甚至100多次，血压也随之上升，这种持续的紧张状态可先出现功能性代偿，但是时间如果过长，就会出现结构性代偿了，心肌增厚，肌纤维的数量增加，粗细也开始变化，这些都是结构性代偿的征象，从而导致心功能的变化。

 忌精神抑郁

精神抑郁同样是冠心病患者的不良心理因素之一，也就是说冠心病和抑郁情绪有关，忧伤的情绪不能表达而出现的抑郁会直接影响身体健康。

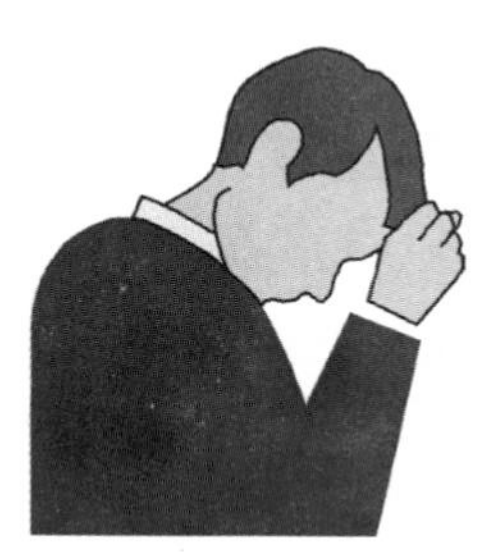

有资料说，西方发达国家冠心病患者有40%伴有抑郁症状，抑郁使患者对治疗的依从性明显下降，影响康复过程，并使冠心病的死亡率明显增加。

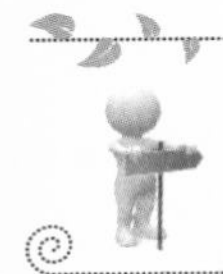

冠心病患者文化娱乐项目的选择

文化娱乐疗法是从心理调养角度以文体活动来治疗疾病的一种方法。在2000多年前的《内经》中就有五音治病的记载。对于冠心病的患者，可根据其爱好与身体状况选择娱乐活动项目，如唱歌、跳舞、下棋、打牌、听音乐、写诗、绘画、弹琴等。通过这些文化娱乐活动，增进人际关系，增加生活情趣，陶冶性情，消除紧张忧虑状态，而改善冠心病的症状，减轻病情。

宜于垂钓

从运动医学、运动心理等机制分析，垂钓对冠心病患者恢复有许多好处。一是垂钓能使人神经松弛。垂钓是一种行之有效的自我精神疗法。当一条活蹦乱跳的鱼儿被钓上来后，会使人欣喜万分，心中的快乐难以言表。鱼儿进篓，又装饵抛钩，寄托新的希望。因此，每提一次竿，无论得鱼与否，都是一次快乐的享受。此种乐趣冲淡了人们精神

上的忧虑，患者处于这种精神状态中，必然有利于疾病的医治和病情的好转。二是垂钓能使人放松心身。垂钓者从充满尘烟、噪音的城市来到环境幽静的郊外，与青山绿水、花草虫蝶为伴，与鸟语、青蛙、虫唱、流琴、鱼闹、林喧为伍，就有心情轻爽，脑清目明，心旷神怡之感。而垂钓时全神贯注，直视鱼漂，又能诱使垂钓者迅速进入“放松入静、恬淡虚无、安闲清静”的状态，可以松弛心身，陶冶性情，延缓衰老。对于长期从事体力劳动，患有神经衰弱、年老体弱的人来说，可谓“益莫大焉”。三是垂钓具有运动的性质。从垂钓姿势上说，时而站立，时而坐蹲，时而走动，时而又振臂投竿，这就是静中有动，动中有静。静时可以存养元气，松弛肌肉，聚积精力。动时可以舒筋活血，按摩内脏。如此动静结合，刚柔相济，就使人体内脏、筋骨及肢体都得到了运动，增强了体质。

宜于常听音乐

在科技发展的今天，人们对音乐功能的认识已经大大扩展了。人们通常以为音乐只是精神范畴里的东西，主要发挥情感方面的作用。其实，音乐刺激的内在机制还有物

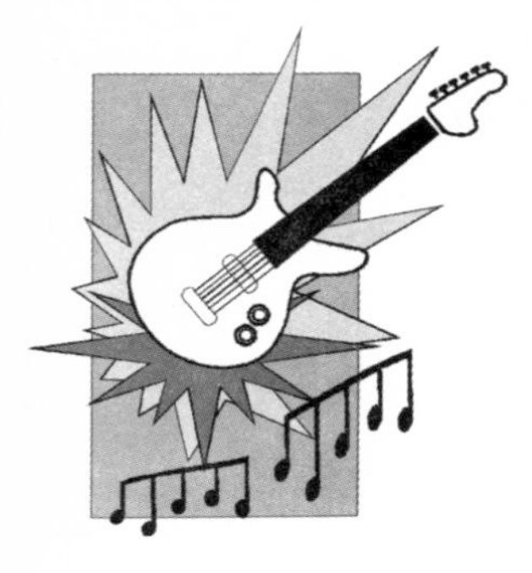

质性的，具有心理和生理的共同作用。优美动听的音乐，不仅能使人得到艺术上的享受，而且还能增进身体健康和延年益寿。当悠扬悦耳的音乐声通过听觉器官传入大脑以后，可以转化成生物能，对神经系统是一种良好的刺激，不仅能使大脑的指挥功能增强，而且也能使心血管系统、呼吸系统、消化系统、内分泌系统、运动系统的功能得到改善，具有良好的保健作用。因此心理学家认为冠心病患者宜用音乐疗法。有些心理学家推荐一些名曲，认为它们对于冠心病患者调养有一定作用，并且有一些辅助治疗疾病的作用。有人认为，对于高血压病、冠心病和经常心慌的患者，下列乐曲具有镇静、舒心的作用：《平沙落雁》、《春江花月夜》、《雨打芭蕉》、《姑苏行》、《江南好》以及小提琴协奏曲《梁祝》中的《楼台会》、《化蝶》等。

宜常练书法

书法疗法的降压作用主要与书法疗法可以调节情绪、疏肝理气有密切关系。冠心病患者进行书法练习没有严格的禁忌证，只须注意每次练习书法时间不宜过长，以30~60分钟为宜，不宜操之过急。练习书法时要注意自己的心情，若情绪不良时不必勉强，劳累之时或病后体虚，不必强打精神，本已气虚，再耗气伤身，会加重身体负担。饭后也不宜立即写字，饭后伏案会使食物壅滞胃肠，不利于食物的消化吸收。

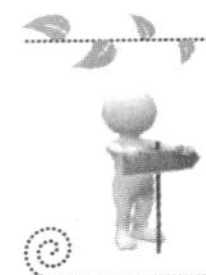

冠心病患者娱乐的宜忌

冠心病患者娱乐疗法应本着自愿参加的原则，若迫使患者参加其不感兴趣甚至厌恶的娱乐活动，则会适得其反；应因人而宜，心理医生在组织患者参加娱乐活动时，要考虑到患者的不同经历、性格特点、爱好和病因，给患者选择较合适的娱乐方式。内容应健康，活泼，积极向上，切不可搞一些内容低下的娱乐活动。另外冠心病患者娱乐还应注意以下几点。

娱乐忌时间过长

60 多岁的刘老汉上午来到附近的一家棋牌娱乐室打麻将，连续 6 个小时，牌友见他不出牌，便催他，却发现他一声不吭，表情痛苦。后在救护车来到之前，刘老汉已经断气。据刘老汉的儿子介绍，其父患有冠心病，去年也是通宵玩麻将突然发病休克，经医院抢救才脱险。实际上这样的事例在生活中非常多见。

医生指出：冠心病患者的娱乐性休闲活动时间不宜过长，因为坐着打麻将或下棋时身体仍处在静止状态，而精神处于紧张状态。呼吸表浅（不是深大呼吸），体内吸入的氧气就少。冠状动脉得不到足够的血液供给和氧气，就会发生血管痉挛，表现为心肌缺血症状如心前区闷痛感。同时冠心病患者因用脑较多，血液相对地集中到脑组织内，而冠状动脉血流量和心肌的氧气供应就会相应地减少。这也是冠心病发作的又一个原因。此外，冠心病患者的精神长时间处于高度集中加上过分思虑中，会造成大脑的神经也高度紧张，而支配冠状动脉的神经过度紧张时就能使冠状动脉痉挛变细，其最严重的后果就是引起心肌缺血缺氧坏死而导致心脏停搏。因此，不论是什么“娱乐性活动”包括看电影、听音乐会对冠心病患者来说都不宜时间过长，因为玩时出现的疲劳和干活时出现的疲劳一样对心脏都是负担。

娱乐宜选择适宜的环境

现在，卡拉OK等已是我们普遍的娱乐活动，特别是节日期间，有许多人通宵或长时间地唱卡拉OK、跳舞。有的人就会由此出现头昏、头痛、眼花、记忆力减退、肢体麻木等症状。说明不良的娱乐环境娱乐会使人体免疫功能下降，机体内环境平衡失调；经常处在烟雾缭绕、空气污

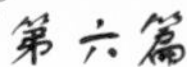

染的娱乐场所，还容易引起呼吸系统的疾病，平时有高血压病、冠心病、动脉硬化等疾病的患者，在这样的环境中玩乐易引发心绞痛、心肌梗死，甚至发生猝死。另外冠心病患者也怕惊吓、刺激，当面对景点惊险刺激的娱乐设施时，千万要慎重而行，切莫去做危险性的尝试。

爬山忌过急

爬山要一步一步往上爬，要一个阶梯一个阶梯移步，爬上去后，还要一步一步走下来，确实很艰苦。可是，当你爬到山顶，当你征服一座山峰又一座山峰时，你会感受到无比的兴奋、快乐和满足。但爬山也有禁忌证。我曾在爬山时遇到过一位 50 多岁的女同志，爬了不到 10 分钟突然倒下，再也没有起来。当时，就有人咨询，老年人患有慢性病选择爬山进行锻炼到底好不好？对于冠心病患者来说，不论选择什么样的锻炼方式，首先要有锻炼的基础。没有基础的人要循序渐进，不能以前从来不锻炼，现在退休了，有时间了，就开始盲目地锻炼。特别是爬山，属于一种耗氧量很大的运动，一定要有个适应的过程。冠心病

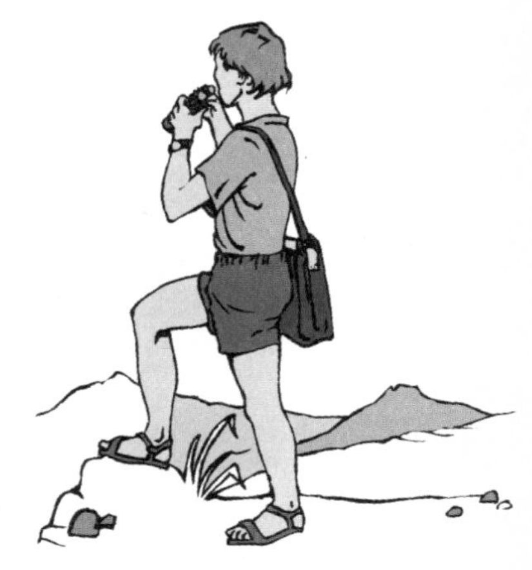

患者在爬山的过程中要注意自我的感觉，如果觉得胸闷，不舒服，或是运动后夜间失眠等，就说明运动过度了，应该暂停爬山。而患有较为严重的高血压病、冠心病，特别是慢性冠脉供血不足的人是不适宜爬山的。

忌看电视惊险节目

曾有一组资料显示，老年人在观看生活娱乐镜头时，心电图无异常改变，而在观看电视惊险镜头时则心率加快，76%诱发心电图异常改变，冠心病患者则更容易发生心电图异常。故冠心病患者在看电视时应有所选择，可看一些内容轻松愉快的节目，不要看惊险恐惧的片子和竞争激烈的体育节目。尤其是病情尚不稳定，近期有胸闷、胸痛等症状，心电图有心律失常、ST-T段改变者，更不宜看惊险、紧张、恐怖性的电视节目，以免因精神紧张、情绪激动而加重病情，诱发心绞痛或心肌梗死，发生电视机前的意外。

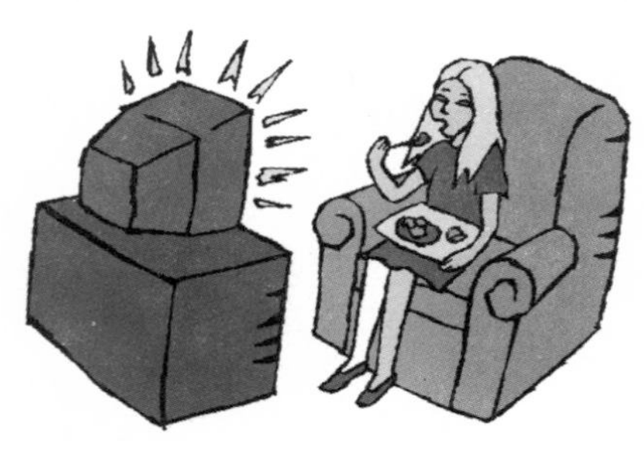

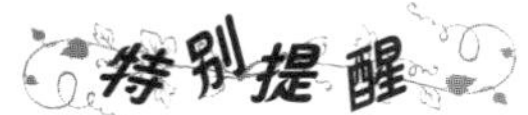

冠心病患者在看电视除应对电视节目有所选择外，还要注意不要把电视的音量开得太大，看电视的时间不宜过久，持续时间最好不要超过2小时。无论看什么节目，都不要过于“投入”而“目不转睛”，要采取欣赏和消遣的态度，使身心始终处于放松状态。每看半小时，要活动一下身体，闭目养神一会儿。

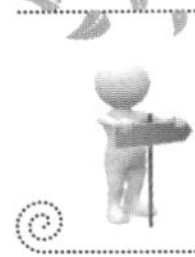

冠心病患者外出旅游宜忌

随着人们生活水平的不断提高，休闲旅游已成为当前生活中不缺少的一项有意义的活动。旅游是一项很好的健康活动，同时也是一种运动，会带来体力的消耗，因此要求每个将要旅游的冠心病患者须注意以下几个问题。

一是旅游应该选在春末、夏初或秋季，这时气候宜人，不会因寒冷或酷暑诱发冠心病发作或招致身体的不适。二是旅游前必须准备好或事先服用麝香保心丸等一类维护心脏功能的药，这些药对冠心病有预防和治疗作用。三是旅游地点应选择在环境优美、空气新鲜、人员较少的地方，避开人员拥挤的城市。四是旅游期间应注意个人保护，如遇到刮风、炎热、湿度过大或阴雨等情况应及时自我调整。五是旅游要劳逸结合，旅游宜短不宜长。每日活动时间以不超过6小时为宜。六是旅游要有人陪护，如遇意外便于及时提供可靠的病史资料。七是旅游停歇点应选择在条件较好的旅馆，使人有一个舒适的休息环境，保证能充分休息。八是旅游要注意心理调节，缓解紧张情绪，以防情绪因素招致冠心病发作。九是旅游不宜参加爬山、登高、划船、游泳等剧烈活动。需要指出的是，心绞痛频繁发作者、心肌梗死后3个月以内者、心功能不全者，均暂不能参加旅游。

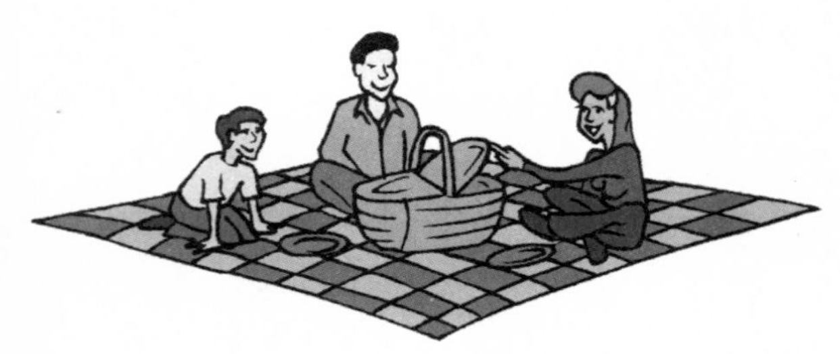

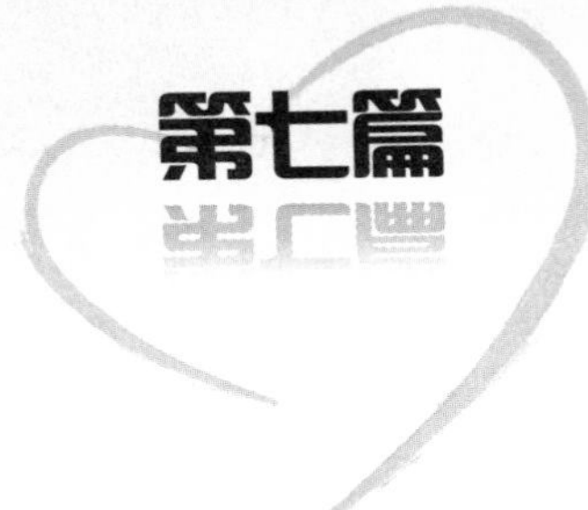

第七篇

冠心病患者就医自疗宜忌

冠心病宜采用的治疗原则

冠心病的治疗原则是：急则治标为主，缓则标本兼治。也就是说，冠心病患者在心绞痛或心肌梗死发作期间，治疗上以治标为主，尽快缓解或消除患者的危急状态。而在平时不犯病或病情不重的情况下，治疗上以标本兼治，治本为主，纠正患者脏腑阴阳的偏盛偏衰，以达到强壮身体，减少冠心病发作次数或减轻发作程度的目的。然而它不是单一的，分割的，而是互相关联的，互相兼顾的。两者之间应据病情而有所侧重，宜辨证施治，因人而宜。对于冠心病的治疗既要着眼局部，又要调整整体。从中医角度，着眼局部，就是改善营养心脏的正经及支系脉络瘀滞之病变。也就是说，改善了冠状动脉瘀阻状态，从而变“不通则痛”为“通则不痛”。调整整体，就是要调节纠正脏腑经脉、气血功能与阴阳的偏盛偏衰，使之不再产生瘀浊和湿浊，以控制本病的发展，消除生病的根源。

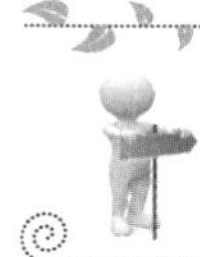

冠心病宜采用的检查方法

诊断冠心病的主要依据为反映急性或慢性心肌缺血的各种临床症状或实验室检查所见，而以与动脉粥样硬化发病有关的年龄、高血压、血脂增高等因素作为辅助依据。心电图仍为临床检查心肌缺血的主要方法。其他检查冠心病的方法还有超声心动图、心功能图、动态心电图、核素心肌显像等。由于冠状动脉造影术属创伤性检查，且带有一定危险性，尽管它是一种很有价值的诊断手段，目前尚不能作为一般冠心病的早期临床诊断方法而广泛应用。

定期做心电图检查

定期做心电图检查是发现冠心病的好方法之一。如果要早期发现冠心病，除了通过症状提醒自己去医院检查以外，最好的办法就是定期检查身体和心电图测试，每年至少 4~6 次，尤其是有以下情况的人宜常检查：有冠心病家族史

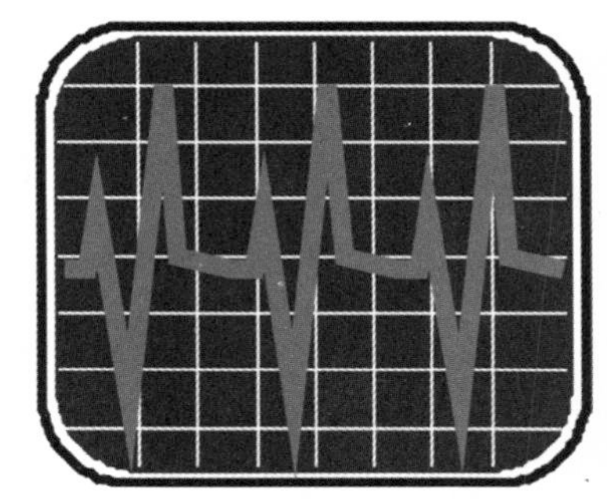

者；每天食盐量超过 10 克以上者；超过标准体重 20%者；有吸烟史，每天吸 20 支以上，超过一年者；经常饮高度白酒，每天 100 毫升以上者；经常接触噪声、镉等有害因素者；连续口服避孕药物一年以上者；平时高血脂、高胆固醇患者；特别是有高血压家族遗传史者。

冠状动脉造影

冠状运脉造影是目前冠心病诊断的“金标准”，对冠心病诊断的准确率极高，可达 95% ~98%，可以明确冠状动脉有无狭窄，狭窄的部位、程度、范围等，并可据此指导进一步治疗所应采取的措施。一些诊断不明确的所谓“冠心病”人最终都须由冠状动脉造影来肯定或否定诊断。但冠状动脉造影也有一定的局限性，它不能显示冠状动脉直径在 0.6 毫米以下的小冠状动脉病变，少数小冠状动脉病变所致的微血管病变性心绞痛患者，尽管有典型劳力性心绞痛症状，但冠状动脉造影可以“正常”。

核素心肌显像

核素心肌显像可以显示心脏缺血区，明确缺血的部位和范围。结合运动试验再显像，则可提高检出率。可能有人会问核素心肌显像相对其他检查到底好在哪？研究证明，核素心肌显像在冠心病预后判断及危险度分层方面的价值明显优越于心电图运动试验，也优于冠状动脉造影。而对冠心病进行准确的预后判断及危险度分层是现代冠心病诊断与处理的关键。根据核素心肌显像可将疑似或确诊的冠心病患者准确地区分为低危、中危和高危患者。可以说核素心肌显像是此病现有诊断“金标准”的得力助手。

心脏超声检查

心脏超声可以对心脏形态、房室壁运动、血流动力学以及左心房室功能进行检查，是目前最常用的检查手段之一。血管内超声可以明确冠状动脉内的管壁形态及狭窄程度，是一项很有前景的新技术。心脏超声的原理主要是利用雷达扫描技术和声波反射的性能，在荧光屏上显示超声波通过心脏各层结构时的反射，借以实时地直观地观察心脏与大血管的结构形态与搏动情况，了解房室大小，房室壁厚度，心脏收缩、舒张情况，瓣膜关闭、开放的活动情况。心脏超声对某些心脏病如各种先天性心脏病、风湿性心脏病、心肌病等有较高的诊断准确性。

心肌酶学检查

心肌酶学检查是急性心肌梗死的诊断和鉴别诊断的重要手段之一。医生在临床上常根据血清酶浓度的序列变化和特异性同工酶的升高等肯定性酶学改变，便可明确诊断为急性心肌梗死。

如上所述，由于每种检查的意义不同，所以不能说这种检查能代替那种检查，亦不能说做了某种检查就不须做那种检查。各种检查方法各有其独特之处，都不能互相替代，而只能互相补充。

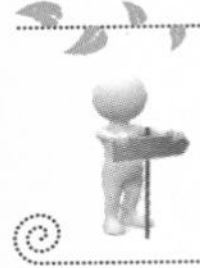

冠心病急救点穴法

长期以来人们认为只有依靠药物，才能减轻或缓解冠心病的症状，其实，点穴对冠心病患者症状的缓解和消除也有一定的作用。压内关对减轻胸闷、心前区不适和调整心率均有帮助，抹胸和拍心对于消除胸闷、胸痛亦有一定效果。可以说点穴疗法操作简单，方便实用，无内服药的副作用，甚至可以在医师指导下做自我点穴，有兴趣者不妨一试。

宜点内关穴

手和手腕之间有一个界限，叫作腕横纹。将右手三个手指头并拢，把三个手指头中的无名指，放在左手腕横纹上，这时右手食指和左手手腕交叉点的中点，就是内关穴。为说明确切位置，可以攥一下拳头，攥完拳头之后，在内关穴上，有两根筋，实际上，内关穴就在两根筋的中间。经常按摩内关穴可有效治疗手心热、肘臂疼痛、腋下肿痛、冠心病、肺心病等。也可使用按摩仪按摩内关穴来缓解冠心病的一些症状。方法为：采用坐姿，将按摩手臂放置对应腿上（或案面上），手心面向上，用另一只手握按摩仪对准内关穴进行按压，出现酸麻胀感为宜，频率为每分钟30次，且注意循序渐进。

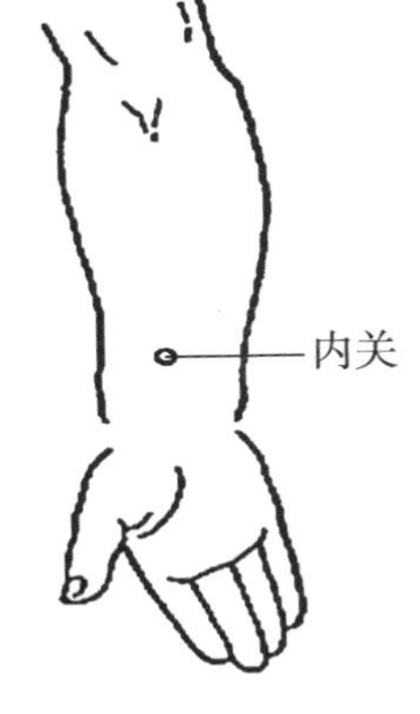

宜点合谷穴

合谷穴是手阳明大肠经的一个重要穴位，位于第一、二掌骨之间，在第二掌骨的中点，翘侧的边缘处。选穴时可用另一只手的拇指第一关节横纹正对虎口边，拇指弯曲按下，指尖所指就是合谷穴。经常按摩合谷穴，能有效保持牙齿健康，减少口腔疾病的发生。同时，由于大肠经从手走头，凡是头面上的病，如头痛、发热、口干、流鼻血、颈部发肿、咽喉病以及其他五官疾病等都能达到治疗效果。所以古人有“面口合谷收”之说。除此之外，大

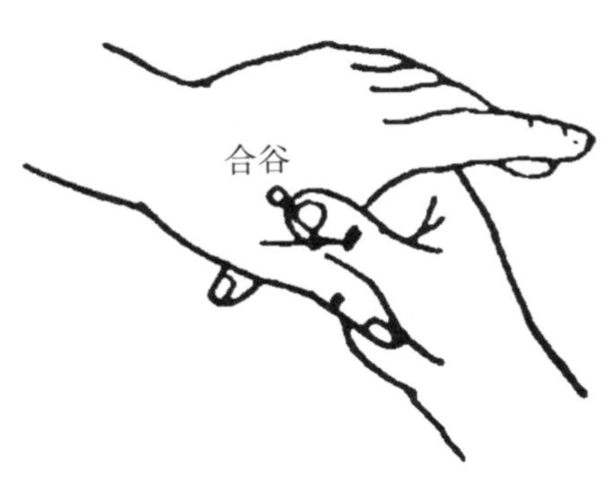

肠经循行部位所发生的疾病，都和这条经的气血运行不正常有关。如冠心病心绞痛都可以通过按摩合谷，配用其他穴位使症状得到缓解。

宜点人中穴

人中穴位于人体鼻唇沟的中点，是一个重要的急救穴位。平掐或针刺该穴位，可用于救治脑卒中、中暑、中毒、过敏以及手术麻醉过程中出现的昏迷、呼吸停止、血压下降、休克等。刺激人中穴位，还可影响人的呼吸活动，如连续刺激人中，可以引起呼气持续性抑制或吸气兴奋与抑制，导致呼吸活动暂停，适当地给予节律性刺激，则有利于节律性呼吸活动的运行。说明人中穴位刺激对呼吸的影响并非都是有利的。在实际应用中要注意刺激手法的应用。如果用于冠心病的急救，经研究表明，用拇指尖掐或针刺人中穴，以每分钟揿压或捻针 20~40 次，每次连续 0.5~1 秒为佳。

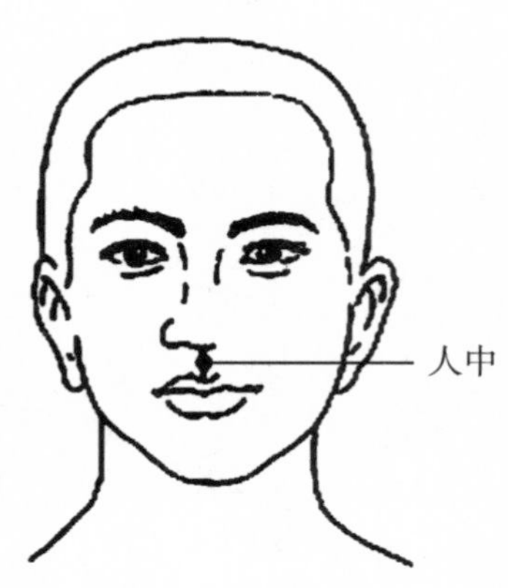

宜点揉灵道穴

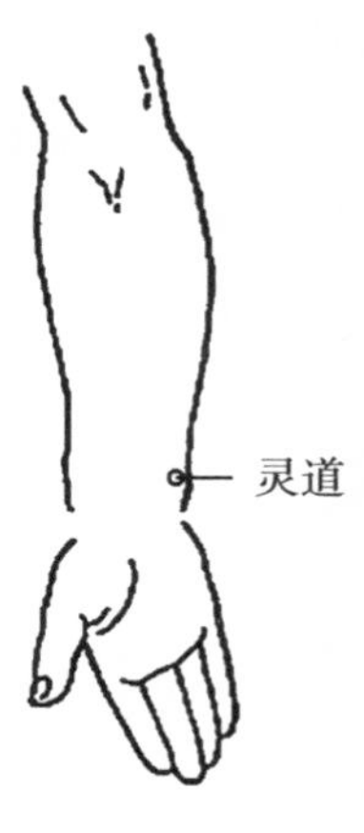

灵道为手少阴心经的经穴，位于小指内侧腕关节上1寸（指中医的同身寸法）处。有人发现，约91%的冠心病患者，左侧灵道穴有明显的压痛。冠心病患者犯病时，可用拇指先轻揉灵道穴1分钟，然后重压按摩2分钟，最后轻揉1分钟，每天上下午各揉1次，10天为一疗程，间歇2~3天，可进行下一疗程。经观察，揉按治疗后心绞痛症状明显减轻，心电图亦有改善。

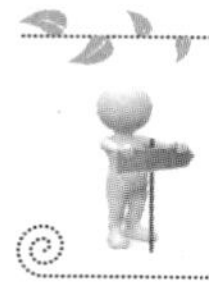

冠心病患者艾灸保健方法

艾灸疗法是使用艾绒制成的艾炷、艾卷，点燃后，在身体相应的穴位上施行熏灸，以温热性刺激，通过经络腧穴的作用，以达到治病防病目的的一种方法。艾灸产生于我国远古时代，因为它的作用机制和针疗有相近之处，并且与针疗有相辅相成的治疗作用，通常针、灸并用，故称为针灸。针灸治病在国内外有着深远的影响，但现代人说针灸，多数时候仅指针疗，已经很少包含艾灸的内容了。

特别提醒

我们说艾灸是一种神奇的疗法，因为它对冠心病治疗确有很多不同凡响之处，用中医的话说，它有温阳补气、温经通络、消瘀散结、补中益气的作用。所以艾灸目前得到许多冠心病患者的重视，况且由于其操作使用方便，易于为一般人群接受，已成为一种大众所喜爱的治疗方法。

宜用的间接灸疗法

间接灸是用药物将艾炷与施灸腧穴部位的皮肤隔开，进行施灸的方法。如生姜间隔灸、隔蒜灸等。

（1）隔姜灸：是用鲜姜切成直径 2~3 厘米、厚 0.2~0.3 厘米的薄片，中间以针刺数孔，然后将姜片置于应灸的腧

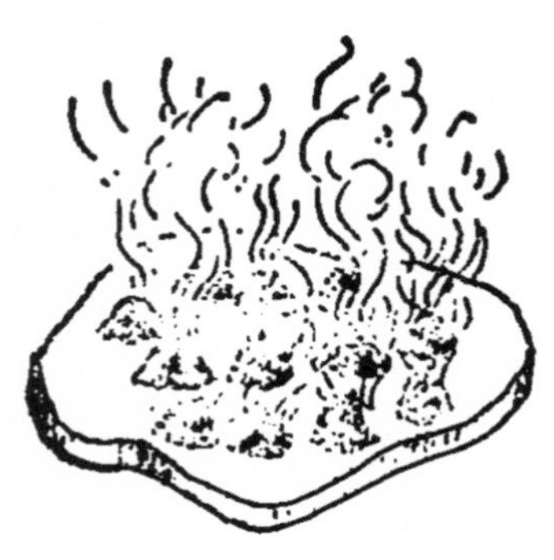

隔姜、隔蒜灸示意图

穴部位或患处，再将艾炷放在姜片上点燃施灸。当艾炷燃尽，再易炷施灸。灸完所规定的壮数，以使皮肤红润而不起疱为度。常用于因受寒而致的呕吐、腹痛、腹泻及风寒痹痛等。

（2）隔蒜灸：用鲜大蒜头，切成厚0.2~0.3厘米的薄片，中间以针刺数孔，然后置于应灸腧穴或患处，然后将艾炷放在蒜片上，点燃施灸。待艾炷燃尽，易炷再灸，直至灸完规定的壮数。此法多用于治疗瘰疬、肺结核及初起的肿疡等症。

宜用的艾条灸疗法

（1）温和灸：施灸时将艾条的一端点燃，对准应灸的腧穴部位或患处，约距皮肤2~3厘米，进行熏烤。熏烤使患者局部有温热感而无灼痛为宜，一般每处灸5~7分钟，至皮肤红晕为度。对于昏厥、局部知觉迟钝的患者，医者可将中、食二指分开，置于施灸部位的两侧，这样可以通过医者手指的感觉来测知患者局部的受热程度，以便随时调节施灸的距离和防止烫伤。

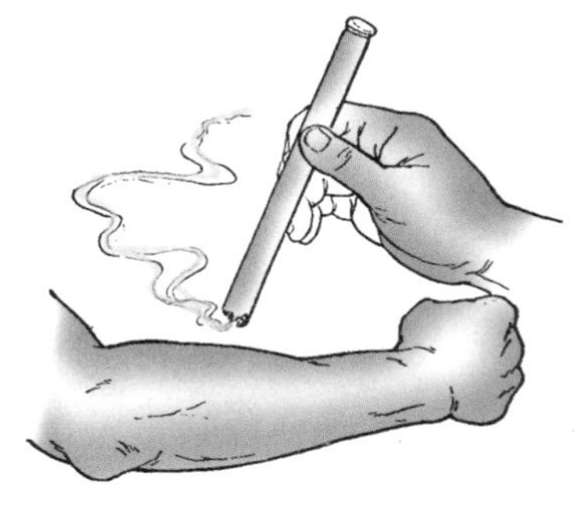

（2）雀啄灸：施灸时，艾条点燃的一端与施灸部位的皮肤之间并不固定在一定距离，而是像鸟雀啄食一样，一

上一下活动地施灸。另外也可均匀地上、下或向左右方向移动或做反复地旋转施灸。

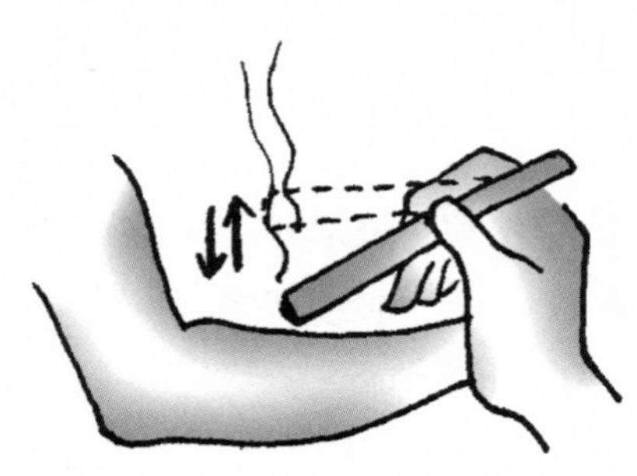

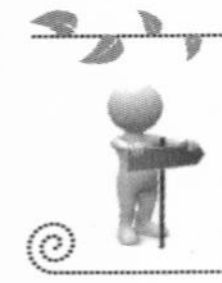

冠心病患者灸疗宜选的穴位

艾灸疗法在国内外实践中已经取得了相当好的效果。其之所以能够得到广泛应用，一个重要原因是简便易行，效果明显。灸法比针法还要容易，只灸皮肤，不触及皮肤内部组织。保健灸尤其容易，因为取穴不多，便于掌握，只要经过一般医师的指导，或者按图取穴，就可以自己操作，或者家人、朋友互相操作，达到保健的目的。在使用保健灸时其关键的问题，在于取穴和操作技术。唐代医学家孙思邈也曾经把以下穴位作为养生保健的要穴，认为经常施灸可以延年益寿。

足三里

足三里穴位于膝关节髌骨下、髌骨韧带外侧凹陷中，即外膝眼直下四横指处。古今大量的针灸临床实践都证实，足三里是一个能防治多种疾病、强身健体的重要穴位。足三里穴是“足阳明胃经”的主要穴位之一，它具有调理脾胃、补中益气、通经活络、疏风化湿、扶正祛邪之功能。历代针灸学家都十分推崇“足三里穴”的养生保健和临床治疗作用，认为足三里不仅具有延年益寿的作用，还能够治疗冠心病、高血压病、腹痛、腹胀、食欲不振、痛经、痹症、耳鸣等多种疾病。现代医学还研究证实，艾灸刺激足三里穴，可使胃肠蠕动有力而规律，并能提高多种消化酶的活力，增进食欲，帮助消化，能治疗消化系统的常见病，如胃十二指肠球部溃疡、急性胃炎、胃下垂等，解除急性胃痛的效果尤其明显，对于由此所致的呕吐、呃逆、嗳气等，也有辅助治疗作用。

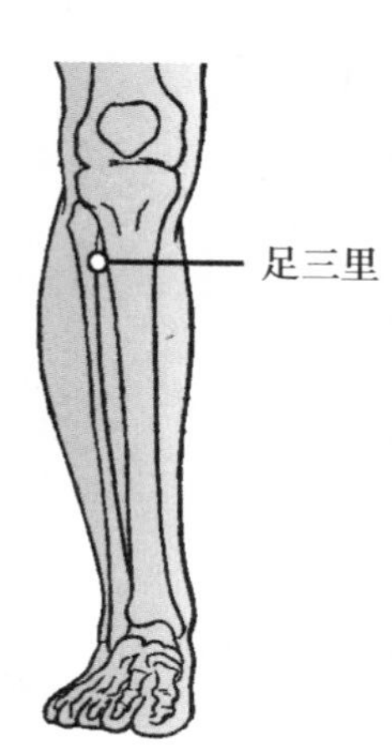

关　元

关元穴位于腹部之正中线上脐下三寸。令患者仰卧，由脐中至耻骨联合上缘折作五寸，在脐下三寸处取穴。用于保健灸时最好由医师给患者做好标记，以便患者施灸或家人施灸万无一失。养生家认为关元为一身之元气所在，属任脉，为手太阳小肠经之募穴，系生化之源，为男性藏精、女性蓄血之处。对于灸关元，针灸学家认为可以防治冠心病、慢性胃炎、泌尿生殖系统疾病，如前列腺炎、慢性子宫病、

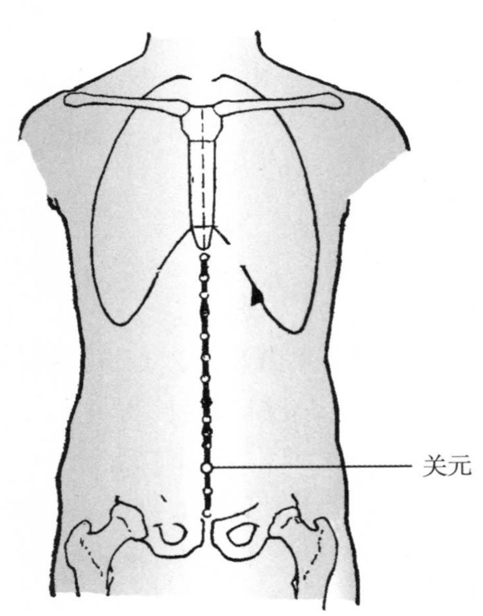

夜尿、遗精、早泄、阳痿、性功能减退、缩阳症、月经不调、痛经、盆腔炎、赤白带、功能性子宫出血、不孕症、子宫下垂、女性阴冷等。对于全身性疾病以及其他系统疾病，如慢性腹痛、腹胀、少气乏力、精神不振、中老年亚健康状态都有一定的治疗作用。

三阴交

三阴交在内踝尖直上约三寸处，胫骨后缘。从内踝至阴陵泉折作十三寸，当内踝正中直上三寸之处取穴，或以本人食、中、无名、小指四指并拢放于内踝尖上，其上端缘便是。施灸者最好咨询医师，让其做好标记，以便施灸准确。中医认为三阴交穴为足三阴经之交会穴，所以有主治肝、脾、肾三个脏的作用。此穴属脾经，有健脾和胃化湿、疏肝益肾、调经血、主生殖之功效。临床用于心血管疾病、泌尿、生殖及消化系疾病的保健、治疗。对于冠心病、小便不利、膀胱炎、急慢性肾炎、阳痿、遗精、月经不调、痛经、带下、经闭、功能性子宫出血、不孕症、子宫收缩无力

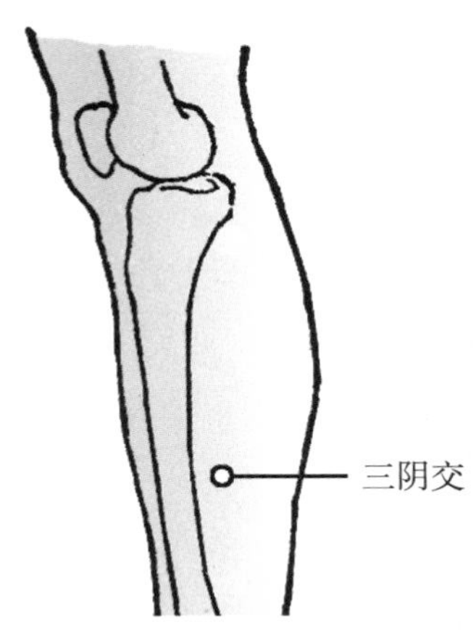

等症效果明显。经常施灸对冠心病患者有强壮保健作用。

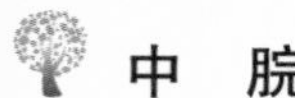

中　脘

中脘穴为治疗消化系统病证常用穴，位于肚脐直上4寸，即剑突与肚脐之中点。具有健脾益气、消食和胃的功效。主治胃痛、腹胀、肠鸣、反胃、反酸、呕吐、泄泻、痢疾、黄疸、饮食不化、失眠。现多用于胃炎、胃溃疡、胃下垂、胃痉挛、胃扩张、子宫脱垂等病症的治疗。当然中脘穴也可用发疱灸法（灸疗的另外一种方法）。方法是用大蒜10克捣烂，油纱布2~4层包裹，敷在中脘（位于脐上正中4

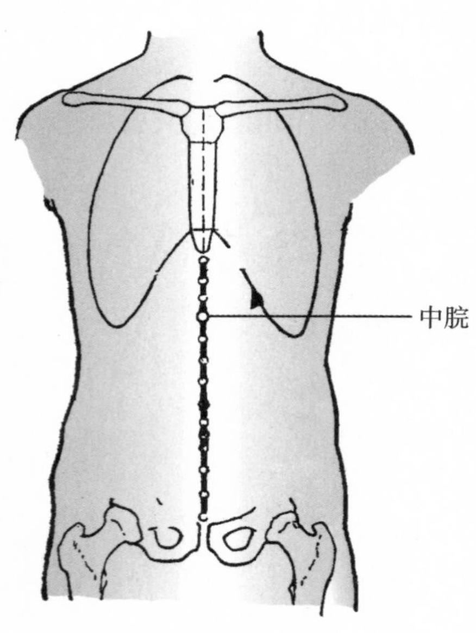

寸处）穴上，待局部皮肤发红、起疱，有灼热感时去掉（一般保持 2 小时），洗净皮肤上的蒜汁。每日 1 次。此法适用于各种原因引起的腹胀。

命　门

命门穴是人体督脉上的要穴。位于后背两肾之间，第二腰椎棘突下，与肚脐相平对的区域。 命门穴，为人体的长寿大穴。命门的功能包括肾阴和肾阳两个方面的作用。现代医学研究表明，命门之火就是人体阳气，从临床看，命门火衰的病与肾阳不足证多属一致。补命门火衰的药物

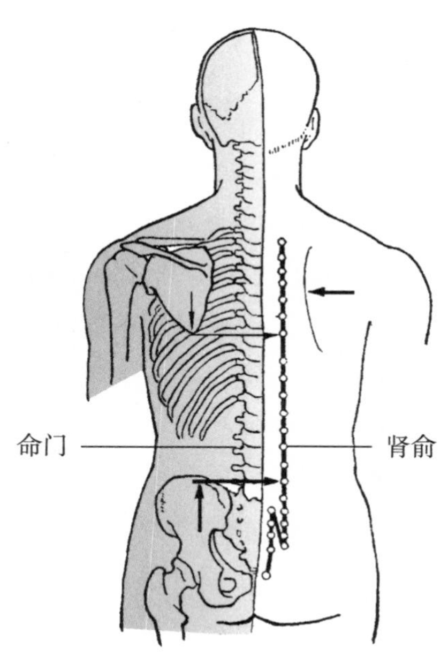

多具有补肾阳的作用。经常艾灸命门穴可强肾固本，温肾壮阳，强腰膝固肾气，延缓人体衰老，疏通督脉上的气滞点，加强与任脉的联系，促进真气在任督二脉上的运行，并能治疗阳痿、遗精、脊强、腰痛、肾寒阳衰、行走无力、四肢困乏、腿部水肿、耳部疾病等症。

以上五个穴位都对冠心病患者的健康保健作用显著，施灸方法简便，容易掌握，患者只要经过医师的指导，即可领会其全部操作要领。

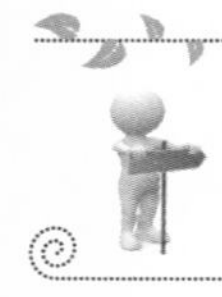

冠心病患者灸疗保健宜忌

施灸前要与患者讲清灸治的方法及疗程，尤其是瘢痕灸，一定要取得患者的同意与合作。瘢痕灸后，局部要保持清洁，必要时要贴敷料，每天换药1次，直至结痂为止。在施灸前，要将所选穴位用温水或酒精棉球擦洗干净，灸后注意保持局部皮肤适当温度，防止受凉，影响疗效。除瘢痕灸外，在灸治过程中，要注意防止艾火灼伤皮肤。如有起疱时，可用酒精消毒后，用毫针将水疱挑破，再涂上甲紫即可。偶有灸后身体不适者，如身热感、头昏、烦躁等，可令患者适当活动身体，饮少量温开水，可使症状迅速缓解。施灸时注意安全使用火种，防止烧坏衣服、被褥等物。凡属实热证或阴虚发热、邪热内炽等证，如高热、高血压危象、肺结核晚期、大量咯血、呕吐、严重贫血、急性传染性疾病、皮肤痈疽疖肿并有发热者，均不宜使用艾灸疗法。器质性心脏病伴心功能不全，精神分裂症，孕妇的腹部、腰骶部，均不宜施灸。颜面部、颈部及大血管走行的体表区域，黏膜附近，均不得施灸。

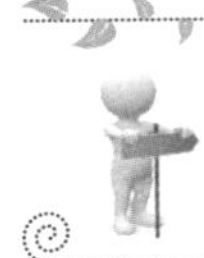

冠心病患者拔牙应做好保护工作

经常有医生告诫冠心病者拔牙须谨慎，但情况到底如何呢？一般说来患有心脏病的老人，只要没有心力衰竭及严重的心律失常，都可以拔除坏牙。但是拔牙时，必须做好以下的保护工作。

（1）有冠心病心绞痛的患者，应先由内科治疗，病情稳定后再拔牙。拔牙前可服长效硝酸甘油片，同时身边要备有抗心绞痛的药物。必要时，口腔科医生和心脏科医生密切合作，并在心电监护下进行拔牙术。

（2）拔牙时麻醉剂最好选择利多卡因，尽量不要加入肾上腺素，以免出现心动过速而诱发心律失常或心力衰竭。

（3）麻醉要安全、有效，操作要熟练，动作要轻巧，尽量减少疼痛刺激、出血和损伤，以免引起患者精神紧张和血压的波动，从而增加心脏的负担。

（4）冠心病患者尤以老年者如无特殊情况，应分期分批拔除坏牙。拔牙前后，应予抗感染预防处理。因为老年心脏病患者，抵抗力较正常人明显降低，拔牙形成的创面易发生感染。如无特殊情况，可口服抗生素。

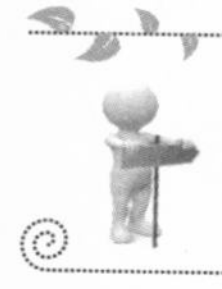

冠心病患者滋补选药宜忌

药物养生属传统养生方法之一。药物养生与健康有紧密的关系。合理、正确的药物保养，不仅是每个人应了解的基本知识，而且关系每个人的身体健康。药物养生对现代人保健极为重要，这是因为随着市场竞争的加剧，亚健康状态、慢性疲劳综合征已是非常常见的现象，尤其是慢性疲劳综合征。它可以分为疾病性疲劳和非疾病性疲劳两种类型。一般来说只要是非疾病性疲劳都可以籍由睡眠、运动、娱乐等来消除症状。而疾病性的疲劳就不行，我们只有靠通过药物养生才能消除症状。冠心病也是一样，有时使用一些养生保健的中药便可使冠心病患者的健康得到保障。

宜用太子参

太子参主产于江苏、安徽、山东诸省，可在盛夏采挖，此时的太子参质量最佳。它的根部较为细小，有一二寸长，和人参块根等相比，犹如稚嫩的孩童，因而，它还有孩儿参、童参的别名。太子参性质微温，味甘，性较润，有补益气阴、生津止渴的功用，功效与人参相近，但药力薄弱；它与党参相比，补气作用较弱，但生津养阴之力比党参强。它是堪称老少皆宜的清补药品。太子参可以补肺，健脾胃，治疗肺虚咳嗽、脾虚食少、心悸自汗、神力疲乏、口干、泄泻、体虚等症。据现代中药药理学分析，太子参能够治疗慢性胃炎、胃下垂、慢性肠炎、神经衰弱、慢性支气管炎、肺气肿、肺结核、冠心病等多种疾病。因它药性缓和，阴阳兼顾，深受临床医生和养生家的垂青。即使无病的人少量服之也无妨害，体弱老人服用更具有祛病养身、延年益寿的作用。服用太子参可以采用多种方式，如浸酒、泡茶、熬粥、制膏、药膳等，既能对无明显疾患者有清补作用，也能有针对性地对某些疾病进行食疗。冠心病患者可在医生的指导下使用。

宜用西洋参

西洋参也叫西参。由于本药主要产于美洲的一些国家，因此叫西洋参。西洋参是一种补气、养阴的中药，它和人参的作用是不一样的。西洋参虽能补气助阳，但其作用远不如人参。西洋参在补气的同时能滋阴、生津，适用于久病阴阳两虚的患者，常用于治疗肺阴不足而引起的咳嗽、咯血、盗汗、烦渴、气少、津液不足、骨蒸劳热或久病体内生虚热、津液耗损过多等病症。在临床上常用于治疗肺结核、肠结核、伤寒以及慢性消耗性疾病，如慢性肝炎、慢性肾炎、艾迪生病、红斑性狼疮、再生障碍性贫血、白血病以及其他恶性肿瘤所致的过度虚弱及津液耗损等症。西洋参治疗冠心病可单独应用，也可与其他补益药配伍应用，均能收到良好的治疗效果。可将西洋参与食品配伍，制成保健食品,以起到一定的食疗的作用。但需要注意的是，西洋参治疗冠心病需要在医生的指导下使用。

宜常吃蜂胶

蜂胶、蜂蜜及蜂王浆都是蜜蜂制造的天然物质，它最初被发现于蜂巢的入口处，因而得名。蜂胶是植物遗传物质与蜜蜂内分泌的复杂化合物。蜜蜂从植物新生枝嫩芽或花蕾处采集的树脂类物质，掺入其舌腺及蜡腺分泌物，经蜜蜂反复混合而成蜂胶。科学家研究发现蜂胶有明显的降血脂作用，对高脂血症有良好疗效。科学家给予蜂胶许多美称“最完美的天然广谱抗生物质”“天然免疫增强剂”“血管清道夫” “天然抗氧化剂” “20 世纪人类发现的最伟大的天然物质”等，主张将其用于冠心病的治疗。

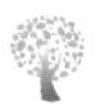

宜常吃枸杞

枸杞全身是宝，根、叶、花、茎都有保健价值，正如人们所说："根茎与花实，收拾无弃物。"枸杞果实中富含甜素碱、胡萝卜素、核黄素、硫胺素、维生素C、烟酸、钙、铁、磷等多种营养成分，长期服用能抗癌保肝，生精益气，治虚安神，补肾养血，明目祛风，益寿延年，既是中药里的珍品，又是益身健体的食品。唐代著名诗人刘禹锡赋诗赞美说："上品功能甘露味，还知一勺可延年。"在枸杞种植园，每当夏季来临，叶腋中生出淡紫色的小花，艳丽多姿。深秋时节，绿枝茂密，蔓条上缀满光闪闪、红彤彤，玲珑剔透，貌若樱桃、状似耳坠的果实，灿烂夺目，令人流连忘返。现代医学研究认为枸杞子对高血脂症、冠心病、糖尿病等有防治及保健作用。冠心病患者可在医生的指导下适量食用。

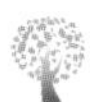

宜常吃灵芝

灵芝是功效十分显著的药用真菌，自古被誉为"仙草"。传说秦始皇为求长生不老，派人到东海瀛洲采摘灵芝仙草。《神农本草经》把灵芝列为"上上药"，有"益心气""安精魂""好颜色""补肝益气"和"不老延年"等功效。随着科学家对灵芝的研究不断深入，灵芝中的有效成分和药理作用也不断地被发现。现代研究认为：灵芝对多种疾病尤其是冠心病有非常好的治疗作用，这是因为灵芝能增强心脏功能，提高心肌对缺血的抵抗力；增加冠脉流量，改善心肌微循环；抑制血小板聚集，防止血栓形成；抗氧化和清除氧自由基作用，减轻血管内细胞的损伤；调节血脂，减轻动脉粥样硬化的程度。临床治疗也发现灵芝制剂可缓解或减轻心绞痛症状，减少抗心绞痛药用量；令部分患者心电图的心肌缺血性变化好转或改善，且对心绞痛的症状疗效有一定的平行关系；灵芝制剂还具有调节血脂作用，可不同程度地降低血清胆固醇、三酰甘油和低密度脂蛋白（LDL），升高高密度脂蛋白（HDL）；能降低全血黏度和血浆黏度，使心脑血管疾病时的血液流变学障碍得以改善。

宜常吃山药

山药原名薯预，能补虚羸，除寒热邪气，补中益气，长肌润肤。山药可以入药，有防治动脉硬化和冠心病的作用。山药之所以对冠心病有治疗作用，主要在于其补而不滞，不热不燥，还能固肾益精的作用。除此之外，久服山药还能使人耳目聪明，延年益寿，美容增颜。现代医学研究发现山药富含果胶，食用后能减少肠道内致癌物对肠道的刺激，对预防消化道肿瘤有利。临床实践已经确认可用山药扶正祛邪以防癌、抗癌，特别对预防消化道肿瘤和手术切除癌肿后预防复发有益，是冠心病患者调养保健的药食两用食物。

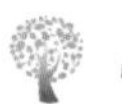

慎用人参

不少冠心病患者认为人参能改善心脏功能。其实冠心病服用人参并非完全有益。冠心病常见于中老年人，主要病理变化是胆固醇及其他脂质沉积于冠状动脉及其他动脉壁上，引起管腔狭窄、血栓形成甚至闭塞而危及生命。因此，调整脂质代谢，即促使脂肪分解，是治疗动脉粥样硬化的重要措施之一。而研究人员发现，人参含有一种肽类物质，具有抗脂肪分解的作用，不利于动脉粥样硬化的康复。此外，人参中的天门冬氨酸、精氨酸等氨基酸也都具有抗脂肪分解的特性。若长期服用人参，会使动脉壁上的脂类物质增加，加重动脉粥样硬化的程度。因此，高血压病、动脉硬化，尤其是冠心病患者不宜长期服用人参。即使对于气血虚弱、阳气不足型的冠心病患者的治疗也要在医生的指导下服用。

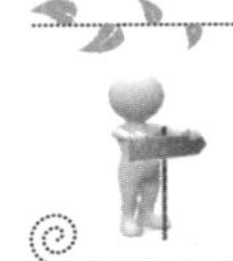

冠心病患者选用中成药的宜忌

临床上治疗冠心病的中成药主要有冠心苏合丸、复方丹参片等，这类药物既能缓解心绞痛的发作，又无西药硝酸甘油片所引起的头晕、头痛等不良反应。但有些冠心病患者长期连续服用这些药物，以为这样才能有效地预防心绞痛发作和心肌梗死的发生。其实，这种做法并不科学。

冠心病急救宜选的中成药

冠心病患者心前区突然出现发作性或持续性绞痛、憋气、胸闷或脉搏不齐等症状，并常伴有面色苍白、呼吸困难、情绪恐惧、出冷汗等症。此时，可选用苏冰滴丸或冠心苏合香丸。这两种药是缓解冠心病急性发作的备急良药，2~5分钟就发挥药效。但这两种丸药是急救治标之品，不宜长服，以免耗伤元气，当心绞痛发作的次数减少或消失后，则应改用其他药物。阴虚阳亢者，或兼有高血压的冠心病患者如果久服，会加重口干舌燥、咽痛、烦躁等症状，个别高血压患者血压有升高加剧之弊。冠心苏合丸的使用方法为：在心绞痛急性发作时将冠心苏合丸 1~2 粒放在舌面上含化或咬碎吞咽，即可在半小时内收效，起效时间虽较硝酸甘油片迟些，但持续作用的时间较长。如果患者近来心绞痛发作较频繁，也可每日 3 次连续使用冠心苏合丸或复方丹参片，疗程的长短视病情轻重而定。

血瘀胸痛冠心病患者宜选的中成药

血瘀胸痛为主的冠心病患者胸痛如针刺，频频发作，疼痛固定在某处，多见于慢性冠状动脉供血不足，并伴有心绞痛的患者。可用丹参舒心片或丹参片，这两种成药都是由活血化瘀药丹参组成，具有扩张冠状动脉、增加冠脉流量及改善微循环的作用，并能改善心脏功能，促进心肌细胞的修复；也可选用冠心片，其中的丹参、川芎、红花、降香、赤芍具有活血化瘀，改善冠状动脉供血，防止血栓形成的功效。

气滞胸闷冠心病患者宜选的中成药

气滞胸闷为主的冠心病患者胸闷不舒时轻时重，并伴有胸闷彻痛的症状。可用理气宽胸的瓜蒌片，它有增强冠状动脉血流量和心肌收缩的作用。气滞兼有血瘀的冠心病患者可用由丹参、三七、冰片组成的复方丹参片，或用由参三七、赤芍、佛手、泽泻等组成的冠芍片。这两种药都有活血化瘀、理气止痛、扩张冠状动脉、增加冠脉流量的作用。

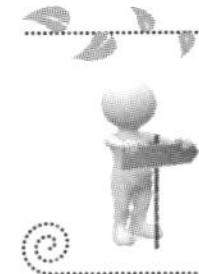

冠心病患者服药时间宜忌

一项关于心血管病发病的时间性研究揭示，心肌梗死等猝发性心脏病的发作，在一天中有两个高峰：起床后1~2小时和此后的10~12小时，尤以第一个高峰更为明显。以往人们发现高血压也有这种双高峰规律，即早晨7至9点和下午3至5点时血压升高，以致脑卒中在这两个时间段也呈高发现象。这个规律对于冠心病的治疗和用药有重要指导意义。专家们指出，要是能在高峰到来之前用药，无疑能减少猝发心脑血管病的危险。专家们提出了一种生物节律健康法，认为早起早睡，生活规律，能有效地降低这种危险因素。与此同时，还可配合药物治疗。通常服用的治疗心血管病的药物，在服后 24 小时左右才能达到有效治疗浓度。因此，一天一次的药物应在早晨 6 点服用，一天两次的应在早晨 6 点和下午 3 点服用，一天三次的应在早晨 6 点、中午 12 点、下午 5 点服用。这样就有可能抑制双高峰的出现，减少猝发心脏病和脑卒中的危险。

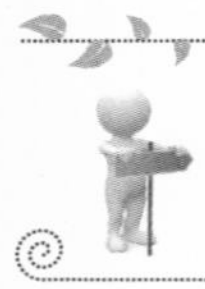

冠心病急救药使用宜忌

冠心病急救药盒以及自己常附带的药物是根据冠心病容易发生的心绞痛、心律失常等症候而专门配制的。它可应急取用，迅速奏效，为冠心病患者自我保健的一项重要措施。那么，它有哪些药品？该怎样正确使用呢？

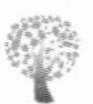

硝酸甘油

硝酸甘油是一种已使用百年以上至今仍不失为治疗心绞痛的首选药物。它可直接松弛血管平滑肌，特别是小血管平滑肌，使周围血管扩张，外周阻力减少，回心血量减少，心排血量降低，从而使心脏负荷减轻，心肌耗氧量减少，同时，对较大的冠状动脉也有明显的舒张作用，增加心肌血液量。随之心绞痛很快得到缓解，而解除胸闷、胸痛等症。每逢发病，立即取 0.5 毫克 1 片放在舌下含化，初次应用，先含 0.3 毫克 1 片，以观察其敏感性和副反应。由于舌下毛细血管十分丰富，吸收很快，一般 2~5 分钟即可见效，且能维持 30 分钟左右。用药时，须将身体紧靠在椅子上或沙发上，取半卧姿势。若病情未缓解，可再含服 1 片。对心绞痛发作频繁者，在大便前含服 1 片，可预防发作。

心痛定

心痛定又称硝苯地平、硝苯吡啶。它能松弛血管平滑肌，扩张冠状动脉，增加冠脉血流量，显著改善心肌氧的供给；同时能扩张周围小动脉，降低外周血管阻力，使血压降低。故适用于防治冠心病心绞痛，特别是变异型心绞痛和冠状动脉痉挛所致的心绞痛。它对呼吸功能没有不良影响，也适用于患有呼吸道阻塞性疾病的心绞痛患者，还对伴有高血压的心绞痛，或顽固性充血性心力衰竭，均有良好的疗效。应用时，舌下含服 10 毫克 1 片，约 10 分钟生效，可维持 6~7 小时。用药后，可有头痛、眩晕、面红、口干、恶心、呕吐和舌根麻木、腿部痉挛等反应，但多数较轻，若继续含服，会自行消失。该药对低血压患者慎用，孕妇禁用。

治疗心律失常应据病情而选药

心律失常表现多样，其机制亦有所不同。针对心律失常的药物依其作用机制可有四类：一是钠通道阻滞药；二是β受体阻断药；三是抑制心肌复极过程；四是钙拮抗药。患有这方面疾病的患者应该在医生指导下用药，切勿擅自使用，要注意各种药的副作用。

特别提醒

硝酸甘油主要用于心绞痛急性发作，若未见效，可重复应用，或改用亚硝酸异戊酯。心痛定可防治多种心绞痛，且维持时间较长。若心绞痛急性发作，伴有室性心律失常或心情烦躁，则将硝酸甘油与安定合用为佳，最不宜连续大量使用，以免中毒。需要注意的是急救药盒中的药物很不稳定，若暴露于空气中，会很快失效，故应贮放在棕色瓶内，让患者随身携带，以备急用，用毕旋紧瓶盖，严格按有效期及时更换，若患者感到药物愈用愈不灵了，说明机体对药物已产生耐受性，可改用其他抗心绞痛药物，如硝酸异山梨脂（消心痛）、普尼拉明（心可定）或冠心苏合丸、救心丹、益心丸等，也可交替使用。

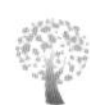

亚硝酸异戊酯使用宜忌

亚硝酸异戊酯又称亚硝戊酯，具有扩张冠状动脉及周围血管的作用，起效最快，但维持时间较短。当心绞痛急性发作或用硝酸甘油无效时，可将其小安瓿（每支0.5毫升）裹在自备手帕内拍破，置鼻孔处吸入。它的注意事项与硝酸甘油相似。

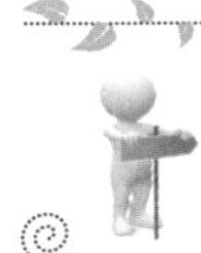

冠心病患者急救含药宜忌

冠心病患者都知道，当心绞痛发作时，可采取舌下含药的方法来缓解心绞痛，可是，有些冠心病患者用药后，效果不明显。临床医生经过认真观察和研究，发现有两个问题影响含药的效果。

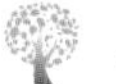

含药应放舌下

许多冠心病患者在遇到心绞痛发作时，将药片含在口腔中，并不知将药置于舌下，有些人甚至将药片放在舌上面。殊不知，舌表面有舌苔和角化层，很难吸收药物，正确的舌下含药法是将药片咬啐后置于舌的下方。口腔干燥时，可饮少许水，以利药物的吸收。因此，心绞痛发作时，要采取舌下含药而不是舌上面含药。

含药体位宜忌

冠心病患者使用的舌下含服药能扩张心脏冠状动脉，同时也能扩张身体外周的动脉。患者在采用舌下含药法时，最宜采取半卧位。因为半卧位时，可使回心血量减少，减轻心脏负担，使心肌供氧量相对满足自身需要，从而缓解心绞痛。如果患者平卧位，会使回心血量增加，心肌耗氧量也增加，从而使药物作用减弱，起不到良好的止痛作用。另外，患者不宜在站立时舌下含药，否则会因血管扩张，血压降低，导致脑血管供血不足而发生意外。

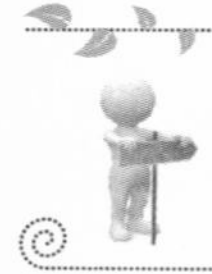

急性心肌梗死现场急救宜忌

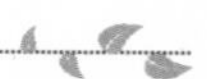

急性心肌梗死的症状主要为剧烈的心绞痛持续时间长，周身冷汗，可有恶心、呕吐、腹泻，还可有心律失常。当出现呼吸困难及发绀时，提示发生急性左心衰竭。对此，在送院前，宜采用如下方式进行现场自救。

（1）立即就地卧下（出现休克，取平卧位，头稍低；高度怀疑左心衰竭时，应取端坐位）。此时禁动极为重要（不翻身，不活动四肢，不说话），以争取时间，逢凶化吉。

（2）立即服急救药（硝酸甘油舌下含化或吸亚硝酸异戊脂，试服中药急救丸）。

（3）及时联系急救站或就近的医疗单位，请求派人前来救治。若须送往医疗单位，则务必平稳转移患者。

（4）有吸氧、测血压等条件者，立即不间断吸氧，每小时测血压一次。

（5）周围环境要安静，患者情绪要稳定。